Ce livre est dédié à tous les patients ayant souffert d'erreurs médicales dues à des barrières linguistiques.

Guide du Langage Médical

Vincent Landré

TABLE DES MATIÈRES

Je remercie ma famille et mes amis pour le soutien qu'ils m'ont apporté tout au long de ce projet.

Ce guide a été rédigé pour aider à communiquer avec vos patients étrangers et vous permettre d'acquérir des compétences en langues étrangères spécifiques à la médecine. Il s'adresse à tout le personnel médical, aux internes et étudiants dans les centres de santé, ainsi que tous ceux intéressés par la communication dans le milieu de la santé.

Les questions et réponses les plus importantes sont organisées par sujet selon le contexte médical. Des traductions en allemand, anglais, français, portugais, russe et arabe sont actuellement disponibles. Le contenu de ce guide a été recueilli par des professionnels de la santé et traduit par des traducteurs professionnels.

J'ai également développé l'application Android « International Medical Communication » disponible sur Google Playstore. Elle contient toutes les traductions médicales de ce livre ainsi qu'une version audio de presque toutes celles-ci.

Malgré tous les efforts et l'attention portés à la création de ce guide, des erreurs peuvent exister pour lesquelles je décline toute responsabilité. Ce projet vit de la collaboration de ses lecteurs et sera continuellement amélioré. Je vous invite donc à faire part de vos remarques et suggestions d'amélioration. Vous pouvez me contacter sur **official.inmedco@gmail.com**.

Notre équipe interdisciplinaire et moi-même vous souhaitons le plus grand plaisir dans l'apprentissage et la communication.

Vincent Landré

Français	Anglais
Les Urgences	**Emergencies**
À l'aide	Help
Avez vous besoin d'aide ?	Do you need help?
Y at-il un risque pour les aidants ?	Are helpers at risk?
Obtenez de l'aide.	Get help.
Appellez un medecin.	Call a doctor.
Appellez la police.	Call the police.
Appelez les pompiers.	Call the fire department.
Où se trouve l'hôpital le plus proche ?	Where is the nearest hospital?
Y a-t-il une urgence ?	Is there an emergency?
Qu'est-il arrivé ?	What happened?
Où cela s'est-il passé ?	Where did it happen?
Quand est-ce arrivé ?	When did it happen?
Quel a été l'élément déclencheur ?	What was the trigger?
Y at-il des informations médicales importantes sur la personne concernée?	Is there any important medical information about the affected person?
Quels sont les symptômes ?	What are the symptoms?
Y a-t-il des douleurs à la poitrine ?	Is there chest pain?
Combien de personnes sont blessées ?	How many people are injured?
La personne a-t-elle des allergies ?	Does the affected person have allergies?
La personne concernée prend t'elle un médicament anti-coagulants ?	Is the affected person taking blood thinning medication?

La personne concernée prend t'elle des médicaments ?	Does the affected person take any medication on a regular basis?
Y at-il des médicaments d'urgence ?	Is there emergency medication?
Y at-il eu usage de drogues illicites ?	Were illegal drugs used?
La personne a t'elle été opérée récemment ?	Was the person recently operated on?
Quand est-ce que la personne a mangé pour la dernière fois ?	When was the last time the affected person ate?
Qu'a t'elle mangé ?	What was eaten?
Comment se fait-il à l'événement ?	What caused the event?
Que s'est il passé juste avant ?	What happened immediately beforehand?
La personne concernée souffre t'elle d'une maladie quleconque ?	Does the affected person have any diseases?
La personne concernée souffre t'elle de diabete ?	Does the affected person have diabetes?
Est-ce que la personne concernée souffre d'une maladie métabolique ?	Does the affected person have a metabolic disease?
Est-ce que la personne concernée souffre d'une maladie cardiaque ?	Does the affected person have a heart disease?
Quel a été le déclencheur ?	What was the trigger?
la personne concernée a t'elle des facteurs risque ?	Does the affected person have health risk factors?

Déclarations utiles	**Useful Statements**
Bonjour	Hello
Mon nom est	My name is
Quel est votre nom ?	What is your name?
N'ayez aucune crainte	Do not be afraid!
Je veux vous aider.	I want to help you.

Entrez.	Come in.
Parlez lentement s'il vous plait.	Please speak slowly.
Veuillez répéter.	Please can you repeat that.
Je ne comprends pas cela.	I do not understand that.
Oui	Yes
Non	No
peut-être	Perhaps
Je ne sais pas.	I do not know.
Je vous remercie	Thank you
Au revoir	Goodbye
Demain	Tomorrow
Aujourd'hui	Today
Hier	Yesterday
J'ai besoin d'aide.	I need help.
J'ai besoin d'un medecin.	I need a doctor.
Êtes-vous d'accord ?	Do you consent to this?
Urgence	Emergency
Accident	Accident
Feu	Fire
aucun problème	No problem
Je suis malade.	I am sick.
Je suis en bonne santé.	I am healthy.
j'ai besoin	I need

J'aimerais	I would like
Vous devez	You have to
Avez-vous des questions ?	Do you have any questions?
J'ai un problème.	I have a problem.
J'ai mal.	I am in pain.
Je besoin de médicaments.	I need medication.
Où se trouve l'hôpital le plus proche ?	Where is the nearest hospital?
Je reviens tout de suite.	I will be right back.
Détendez vous.	Relax.
Ici	Here
Là	There
Police	Police
Zéro	Zero
Un	One
Deux	Two
Trois	Three
Quatre	Four
Cinq	Five
Six	Six
Sept	Seven
Huit	Eight
Neuf	Nine
Dix	Ten

Secondes	Seconds
Minutes	Minutes
Heures	Hours
Journées	Days
Semaines	Weeks
Mois	Months
Années	Years
Personnes	People

Allaitement	**Nursing**
Salut, je suis votre infirmier (infirmière) et mon nom est	Hello, I will be your nurse and my name is
Quel est votre nom ?	What is your name?
Quel âge avez-vous ?	How old are you?
Quelles langues parlez-vous ?	Which languages do you speak?
Parlez-vous ma langue ?	Do you speak my language?
Asseyez-vous s'il vous plaît.	Please sit down.
Levez-toi s'il vous plaît.	Please stand up.
Inspirez	Breathe in
Expirez	Breathe out
Je veux vous aider.	I want to help you.
Comment allez-vous ?	How are you?
Pourquoi etes-vous ici ?	Why are you here?

À combien évaluerez vous l'intensité de votre douleur sur une échelle de zéro à dix, zéro signifiant aucune douleur ?	How much pain do you have on a scale of zero to ten, if zero means no pain.
Avez-vous besoin d'aide ?	Do you need help?
Avez-vous besoin d'aide pour manger ?	Do you need help eating?
Avez-vous besoin d'aide pour votre hygiène personnelle ?	Do you need help with your personal hygiene?
Avez-vous besoin d'aide pour utiliser les toilettes ?	Do you need help when you go to the bathroom?
Avez-vous besoin d'aide pour vous habiller ?	Do you need help getting dressed?
Pouvez-vous marcher ?	Can you walk?
Avez-vous des allergies aux médicaments ?	Are you allergic to any medication?
Quelles maladies avez-vous ?	What diseases do you have?
Avez-vous mal ?	Are you in pain?
Avez-vous besoin d'antalgiques ?	Do you need painkillers?
Avez-vous besoin de somnifères ?	Do you need sleeping pills?
Avez-vous faim ?	Are you hungry?
Où est-ce que ça fait mal ?	Where does it hurt?
Est-ce que la douleur est devenu plus forte ?	Has the pain become stronger?
Depuis quand avez-vous ces symptômes ?	Since when do you have these symptoms?
Etes-vous enceinte ?	Are you pregnant?
Avez-vous des nausées ?	Are you nauseous?
Prenez vous des médicaments ?	Are you taking any medication?
Avez-vous besoin de médicaments ?	Do you need medication?

Avez-vous été à l'hôpital ?	Have you previously been in the hospital?
Avez-vous été aux toilettes ?	Have you already been to the bathroom?
Voulez-vous aller à la salle de bain ?	Would you like to go to the bathroom?
Je veux vous laver.	I want to wash you.
Je veux vous déplacer.	I want to move you.
Je veux prendre votre pouls.	I want to take your pulse.
Je veux mesurer votre pression artérielle.	I want to measure your blood pressure.
Je veux prendre votre température.	I want to measure your temperature.
Je veux voir le bandage.	I want to see the bandage.
Nous vous examinerons régulièrement.	We will look at you regularly.
Veuillez prendre ces médicaments.	Please take these medications.
Appuyez sur le bouton si vous avez besoin d'aide.	Press the button if you need help.
Appelez à l'aide avant de vous lever.	Call for help before you get up.
Je vais vous faire une injection.	I will give you an injection.
Avez-vous besoin d'autre chose ?	Do you need something else?
Bonne nuit	Good night
Je vous souhaite bonne chance.	All the best.

Histoire médicale générale   ## General Medical History

Bonjour, je suis votre médecin et mon nom est	Hello, I am your doctor and my name is
Quelle est votre profession ?	What is your occupation?
Où travaillez vous ?	Where do you work?
Pourquoi etes-vous venu ?	Why did you come to us?

Quels sont vos symptômes ?	What are your symptoms?
Depuis quand avez-vous ces symptômes ?	Since when have you had these symptoms?
Quel votre ton nom ?	What is your name?
Quel âge avez-vous ?	How old are you?
Quelle est votre taille et quel est votre poids corporel ?	How tall are you, and what is your body weight?
Etes-vous blessé ?	Are you hurt?
Etes-vous malade ?	Are you sick?
Avez-vous déjà été opéré ?	Have you ever been operated on?
Avez-vous des allergies ?	Do you have allergies?
Avez-vous des nausées ou des vomissements ?	Do you have nausea or vomiting?
Avez-vous d'autres maladies ?	Do you have other diseases?
Avez-vous mal ?	Are you in pain?
Prenez-vous des médicaments ?	Are you taking any medication?
Avez été à l'étranger au cours des six derniers mois ?	Have you have been abroad within the past six months?
Quels vaccins avez-vous eu ?	Which vaccinations do you have?
Vos selles ressemblent a quoi ?	What does your stool look like?
Qu'avez-vous mangé ces derniers jours?	What have you eaten within the last days?
Avez-vous de la fièvre ?	Do you have fever?
Avez-vous perdu involontairement du poids au cours des six derniers mois ?	Have you unintentionally lost weight within the last six months?
Avez-vous transpirer au point de devoir vous changer durant les nuits ?	Do you sweat so much that you have to change your clothes at night?
Y a-t-il des maladies dans votre famille proche ?	Are there any diseases in your close family?

Y at-il des maladies génétiques dans votre famille ?	Are there genetic/hereditary diseases in your family?
Est-ce que vous fumez ?	Do you smoke?
Est-ce que vous consomez de l'alcool ?	Do you drink alcohol?
Êtes-vous sexuellement actif ?	Are you sexually active?
Etes-vous enceinte ?	Are you pregnant?
Prenez-vous des médicaments ?	Do you take illegal drugs?
Avez-vous une dépendance ?	Do you have an addiction?
Faites-vous du sport ?	Do you exercise?
Avez-vous des parents qui peuvent vous aider ?	Do you have relatives who can help you?
Souffrez-vous d'un handicap ?	Do you have any disabilities or restrictions?
Quel est votre numéro de téléphone ?	What is your phone number?
Quel médecin vous a envoyé ici ?	Which doctor sent you here?
Qui est votre médecin de famille ?	Who is your general practitioner?
Y a-t-il des maladies dans votre environnement ?	Are there any diseases in your surroundings?
Avez-vous des contacts avec des animaux ?	Do you have contact with animals?
Travaillez-vous avec la nourriture ?	Do you work with food?
Quels sont vos loisirs ?	What are your hobbies?
Avez-vous des contacts avec des substances toxiques ?	Do you have contact with toxic substances?
Avez-vous pris des médicaments avant l'apparition des symptômes ?	Did you take any medications before the onset of symptoms?
Avez-vous voyagé récemment ?	Have you travelled recently?
Où avez-vous voyagé ?	Where did you travel?

Pour combien de temps avez-vous voyager ?	How long did you travel?
Quand avez-vous voyagé ?	When did you travel?
Qu'avez-vous fait pendant votre voyage ?	What did you do on your trip?
Avez-vous eu des contacts avec la population locale ?	Were you in contact with the local population?
Souffrez-vous de la tuberculose ?	Are you suffering from tuberculosis?
Avez-vous le VIH ou le sida ?	Do you have HIV or AIDS?
Avez-vous l'hépatite ?	Do you have hepatitis?
Avez-vous contact avec les immigrés ?	Do you have contact with immigrants?
Êtes-vous homosexuel ?	Are you homosexual?

Médecine interne — **Internal Medicine**

Quels sont les symptômes actuels ?	What are the current symptoms?
Veuillez décrire vos symptômes.	Please describe your symptoms.
Quand les symptômes ont-ils commencé ?	When did the symptoms start?
Comment sont apparu les symptômes?	How was the course of the symptoms?
Quelle était l'intensité des symptômes?	What was the intensity of the symptoms?
Y avait-il un déclencheur pour les symptômes ?	Was there a trigger for the symptoms?
Comment est votre respiration ?	How are you breathing?
A quand remonte le diagnostic ?	When was the diagnosis made?
Comment a évolué la maladie jusqu'à présent ?	How was the course of the disease until now?
Quelle a été la fréquence des crises précédentes ?	What was the frequency of previous attacks?

Y avait-il une aggravation de la maladie?	Was there a worsening of the disease?
Y a t-il eu un test pris ?	Was a test taken?
Y a-t-il des allergies ?	Are there any allergies?
Quels sont les symptômes de l'allergie?	What are the symptoms of the allergy?
À quelle fréquence avez-vous des symptômes de l'allergie ?	How often do you have symptoms of the allergy?
Est-ce que l'allergie a déjà été examinée par un médecin ?	Has the allergy already been examined by a doctor?
Des médicaments ont t'il été administrés ?	Has medication been administered?
Avez-vous un inhalateur ?	Do you have an inhaler?
Prenez-vous des médicaments régulièrement ?	Do you take medication on a regular basis?
Est-ce que ces symptômes se sont déjà produient dans le passé ?	Did these symptoms ever occur in the past?
Y at-il un livré de santé ?	Is there an examination record?
Avez-vous un certificat de vaccination?	Do you have a vaccination certificate?
Avez-vous peur ?	Are you scared?
Depuis quand avez-vous eu de la fièvre?	Since when do you have fever?
Quelle est l'intensité la fièvre ?	How high is the fever?
Êtes-vous somnolent ?	Are you sleepy?
Votre attention est-elle altérée ?	Is your attention impaired?
Comment est votre comportement en ce qui concerne la consommation d'alcool ?	How is the drinking behavior?
Quand était la dernière fois ou vous avez uriner ?	When was the last time you urinated?
Comment étaient la couleur et l'odeur de l'urine ?	How was the color and smell of the urine?

Avez vous la diarrhée ?	Do you have diarrhea?
Etes vous constipé ?	Do you have constipation?
Y-a-t-il eu une perte de poids ?	Did weight loss occur?
Quel était votre poids avant la maladie?	What was your weight before the disease?
Avez vous été en contact avec des malades ?	Was there contact with ill people?
Avez-vous eu ces symptômes auparavant ?	Have you had these symptoms before?
Avez vous des malades dans la famille?	Are ill people in the family?
Avez-vous des brûlures d'estomac ?	Do you have heartburn?
Avez-vous des douleurs abdominales ?	Do you have abdominal pain?
Avez-vous la diarrhée ?	Do you have diarrhea?
Quelle est votre type alimentation ?	What is your nutrition like?
Avez-vous d'autres conditions médicales ?	Do you have other diseases?
Prenez-vous des antibiotiques ?	Do you take antibiotics?
Avez-vous remarqué des changements physiques au cours de l'ingestion de certains aliments ?	Did you notice physical changes after ingesting certain foods?
Comment se passe le développement des symptômes ?	How did the symptoms develop?
Avez-vous mal ?	Are you in pain?
Avez-vous de la fièvre ?	Do you have fever?
Vous sentez-vous faible ?	Do you feel weak?
Avez-vous des nausées ?	Are you nauseous?
Avez-vous vomi ?	Have you vomited?
Y at-il une décoloration des selles ou de l'urine ?	Is the stool or urine discolored?

Votre poids a-t-il changé ces derniers temps ?	Has your weight changed recently?
Quelles sont les maladies que vous avez eu dans le passé ?	What diseases have you had in the past?
Prenez-vous des drogues illicitess ?	Do you use illegal drugs?
Avez-vous été dans d'autres pays ces derniers temps ?	Have you been in other countries recently?
Consomez-vous de l'alcool ?	Do you drink alcohol?
Est-ce que vous prenez des médicaments ?	Are you taking any medication?
Avez-vous déjà reçu des transfusions sanguines ?	Have you ever received blood transfusions?
La couleur de votre peau a t'elle changé ?	Has your skin color changed?
Buvez-vous du café ?	Do you drink coffee?
Prenez-vous des laxatifs ?	Do you take laxatives?
Mangez-vous sainement ?	Do you eat healthy?
Veuillez me montrer la partie du corps.	Please show me the locations on your body.
Y a-t-il des problèmes ou des anomalies dans les reins ou les organes urinaires ?	Are there any diseases or abnormalities of the kidneys or other urinary organs?

Chirurgie   **Surgery**

Nous devons opérer.	We have to operate.
N'ayez pas peur.	Do not be afraid.
Avez-vous reçu un traitement médical ces derniers temps ?	Have you received medical treatment recently?
Prendez-vous des médicaments ?	Are you taking any medication?
Avez-vous un trouble du saignement ?	Do you have a bleeding disorder?
Avez-vous une allergie ?	Do you have an allergy?

Avez-vous une maladie infectieuse ?	Do you have an infectious disease?
Avez-vous une maladie cardiovasculaire ?	Do you have a heart or circulatory disease?
Avez-vous une maladie des voies respiratoires ou les poumons ?	Do you have a disease of the respiratory tract or the lungs?
Avez-vous une maladie du système digestif ?	Do you have a disease of the digestive system?
Avez-vous un trouble métabolique ?	Do you have a metabolic disorder?
Avez-vous un trouble du système nerveux ?	Do you have a nervous system disorder?
Avez-vous un glaucome ?	Do you have glaucoma?
Avez-vous d'autres maladies ?	Do you have any other diseases?
Avez-vous déjà eu une tumeur ?	Have you ever had a tumor?
Avez-vous eu une maladie des yeux ?	Have you had and potentially still do have an eye disease?
Votre thyroïde est elle malade ?	Do you have a thyroid disorder?
Avez-vous déja été opéré auparavant ?	Have you been operated on before?
Avez-vous des implants dans le corps ?	Are there any implants in the body?
Avez-vous de fausses dents ?	Do you have false teeth?
Avez-vous déjà eu une occlusion vasculaire ?	Have you ever had a vascular occlusion?
Avez-vous déjà eu une altération de la cicatrisation ?	Have you ever had impaired wound healing?
Pourriez-vous être enceinte ?	Could you be pregnant?
Avez-vous été vacciné contre le tétanos ?	Have you been vaccinated against tetanus?

Anesthésiologie	Anesthesiology
Quel âge avez-vous ?	How old are you?
Quelle est votre taille ?	How tall are you?
Quel est votre poids corporel ?	What is your body weight?
Êtes-vous un homme ou une femme ?	Are you male or female?
Quel est votre travail ?	Where do you work?
Avez-vous eu une infection au cours des quatre dernières semaines ?	Did you have an infection within the past four weeks?
Si oui, la quelle ?	If yes, which one?
Avez-vous déjà eu une maladie infectieuse comme le VIH ou la tuberculose ?	Have you ever had an infectious disease, such as HIV or tuberculosis?
Avez-vous reçu un traitement médical ces derniers temps ?	Have you received medical treatment recently?
Est-ce que vous prenez régulièrement des médicaments ?	Are you taking medication on a regular basis?
Avez-vous déjà été opéré ?	Has an operation been done before?
Avez-vous déjà reçu une anesthésie générale, anesthésie loco-régionale ou anesthésie locale ?	Has general, regional or local anesthesia been done before?
Y at-il déja eu des problèmes liés à l'anesthésie dans la famille proche ?	Have there ever been problems related to anesthesia in the close family?
Avez-vous ou vos proches la prédisposition à une forte fièvre pendant ou après l'anesthésie ?	Do you or your relatives have a predisposition to fever during or after anesthesia?
Y at-il une tendance de nausées ou des vomissements ?	Is there a tendency for nausea or vomiting?
Avez-vous déjà reçu une transfusion sanguine oude composants sanguins ?	Have you ever received a blood transfusion or blood components?

Y at-il une allergie quelconque tel que le rhume des foins ou l'asthme allergique ou l'intolérance à certaines substances ?	Is there an allergy, such as hay fever, allergic asthma or an intolerance of certain substances?
Est-ce que l'essoufflements se produit pendant l'exercice physique ?	Does breathlessness occur under exertion?
Y at-il une maladie respiratoire ou pulmonaire ?	Is there a respiratory or lung disease?
Avez-vous de forts ronflements nocturnes, l'apnée du sommeil, la paralysie des cordes vocales ou une paralysie diaphragmatique ?	Do heavy snoring, sleep apnea, vocal cord paralysis or diaphragmatic paralysis occur at night?
Souffrez-vous d'une maladie vasculaire?	Do you suffer from a vascular disease?
Avez-vous jamais eu une occlusion vasculaire par des caillots sanguins ?	Did you ever have a vascular occlusion due to blood clots?
Avez-vous ou un membre de votre famille une tendance à saigner ?	Do you or your relatives have an increased tendency to bleed?
Avez-vous un trouble du système digestif ?	Do you have a disorder of the digestive system?
Souffrez-vous de brûlures d'estomac ?	Do you suffer from heartburn?
Y a t'il une maladie du foie, de la vésicule biliaire ou des voies biliaires ?	Is there a disease of the liver, gall bladder or bile ducts?
Y at-il une maladie ou une anomalie dans les organes des reins ou des voies urinaires ?	Is there a disease or abnormality in the kidney or other urinary organs?
Avez-vous une maladie métabolique comme la goutte ou le diabète ?	Do you have a metabolic disease, such as gout or diabetes?
Y at-il un trouble de la thyroïde ?	Is there a thyroid disorder?
Y at-il une maladie musculaire, ou un trouble musculo-squelettique ?	Is there a muscle disease or skeletal disorder?
Y at-il un trouble du système nerveux ?	Is there a nervous system disorder?
Y at-il une maladie des yeux ?	Is there any eye diseases?
Y at-il d'autres maladies ?	Are there any other diseases?

Y a-t-il une condition particulière au niveau des dents ?	Are there any special conditions of the teeth?
Y at-il des implants dans le corps ?	Are there implants in the body?
Utilisez-vous régulièrement le tabac ?	Do you regularly use tobacco?
Buvez-vous régulièrement de l'alcool ?	Do you regularly drink alcohol?
Prenez-vous des drogues illégales ?	Do you use illegal drugs?

Gynécologie et obstétrique　　　　**Gynaecology and Obstetrics**

Nous devons opérer.	We have to operate.
N'ayez pas peur.	Do not be afraid.
Nous n'allons pas faire de mal à votre enfant.	We will not harm your child.
Nous devons faire une césarienne.	We need to perform a cesarean section.
Qui vous a envoyé chez nous ?	Who sent you to us?
Qui est votre gynécologue ?	Who is your gynecologist?
Qui est votre médecin de famille ?	Who is your general practitioner?
Quelle est la raison de votre visite ?	What is the reason for your visit?
Avez-vous des problèmes de santé ?	Do you have preexisting medical conditions?
Avez-vous déjà été opéré ?	Have you ever been operated on?
Est-ce que vous fumez ?	Do you smoke?
Buvez-vous régulièrement de l'alcool ?	Do you regularly drink alcohol?
Avez-vous des allergies ?	Do you have allergies?
Si oui, quelles allergies ?	If so, which allergies?
Quand a été votre dernier dépistage du cancer ?	When was your last cancer screening?
Quelle est votre taille ?	How tall are you?

Quel est votre poids ?	What is your body weight?
Combien de grossesses avez-vous eues?	How many pregnancies have you had?
À combien d'enfants avez-vous donné naissance ?	How many children did you give birth to?
Y a-t-il eu des complications lors de l'accouchement ?	Were there any irregularities at birth?
Avez-vous actuellement vos règles ?	Are you currently on your period?
Quand avez-vous eu vos règles pour la première fois ?	When did your first period occur?
Avez-vous des douleurs avant ou pendant vos règles ?	Do you have pain before or during your period?
À quand remonte la dernière fois que vous avez eu vos règles ?	When was the last time you had your period?
Depuis quand êtes-vous ménopausée ?	When did you enter menopause?
Prenez-vous la pilule ?	Do you take medication for birth control?
Quel médicament prenez-vous en ce moment ?	Which medications do you take at the moment?
Prenez-vous d'autres hormones ?	Do you take any other hormones?
Avez-vous eu un cancer du sein ?	Have you had breast cancer?
Avez-vous eu un cancer des ovaires ?	Have you had ovarian cancer?
Avez-vous eu un cancer du col de l'utérus ?	Have you had cervical cancer?
Avez-vous eu un cancer ?	Have you had colon cancer?
Avez-vous eu d'autres cancers ?	Have you had other cancers?
De combien de semaines êtes-vous enceinte ?	How long was the pregnancy in weeks?
Avez-vous déjà fait une fausse couche?	Have you ever had a miscarriage?
Quelle était la position du foetus ?	What was the fetal position?

Combien de temps a duré la grossesse?	What was the duration and how was the course of the pregnancy?
Avez-vous eu des difficultés ou des complications à l'accouchement ?	Were there any difficulties or complications at birth?
À quoi ressemblait le liquide amniotique ?	What did the amniotic fluid look like?
Quel était le score d'Apgar ?	What was the APGAR score?
Quels ont été la longueure, le poids de l'enfant à la naissance et la circonférence de la tête à la naissance?	What were the birth length, birth weight and head circumference at birth?
Combien de grossesses avez-vous eues, y compris la grossesse actuelle ?	How many pregnancies have you had, including the current one?
Combien d'enfants avez-vous, en comptant celui-ci ?	How many children do you have, including this one?
Comment s'est passé votre grossesse ?	How was the course of the pregnancy?
Avez-vous bu de l'alcool pendant la grossesse ?	Did you drink alcohol during the pregnancy?
Avez-vous fumé pendant la grossesse ?	Did you smoke during the pregnancy?
Avez-vous consommé de la drogue au cours de la grossesse ?	Have you consumed any illegal drugs during the pregnancy?
Avez-vous pris des médicaments durant la grossesse ?	Have you taken medication during the pregnancy?
Y a t'il eu des complications durant la grossesse ?	Were there any complications during the pregnancy?
Avez-vous saigné durant la grossesse ?	Was there bleeding during the pregnancy?
Avez-vous eu des contractions prématurées durant la grossesse ?	Was there preterm labor during the pregnancy?
Avez-vous eu d'autres maladies ?	Do you have any other diseases?
Avez-vous le diabète ?	Do you have diabetes?
Quels vaccins avez-vous reçus ?	Which vaccinations have you received?
Avez-vous eu une infection durant la grossesse ?	Have you had an infection during the pregnancy?

Avez-vous fait un test de dépistage du streptocoque B ?

Has a test for B streptococci been conducted?

Quel est votre groupe sanguin et votre rhésus ?

What is your blood type and your Rhesus factor?

Quel est le groupe sanguin du père et son Rhésus ?

What is the blood type and Rhesus factor of the father?

Pédiatrie

Pediatrics

Quel âge a l'enfant ?

How old is the child?

Quel est le poids de l'enfant ?

What is the body weight of the child?

Quelle est votre impression de l'enfant?

What is your impression of the child?

À quelle dose avez-vous pris cette substance ?

How much of this substance was consumed?

Le comportement de l'enfant a-t-il changé ?

Has the child's behaviour changed?

Quelle substance a été prise ?

What substance was taken?

Quand la substance a-t-elle été prise ?

When was the substance taken?

Avez-vous actuellement des symptômes ?

What symptoms are there?

Quel était le poids de l'enfant à la naissance ?

What was the body weight at birth?

Quelle était la taille de l'enfant à la naissance ?

How tall was the child at birth?

Quelles maladies l'enfant a-t-il eu ?

What childhood diseases did you have?

Quels vaccins l'enfant at-il reçu ?

Which vaccinations were carried out?

Y a-t-il des maladies chroniques ?

Are there any chronic diseases?

Comment se sent l'enfant ?

How is the child feeling?

Depuis quand a t-il ces symptômes ?

Since when have there been the symptoms?

L'enfant a t-il souvent des vomissements et la diarrhée au cours de la journée ?	How often is there vomiting and diarrhea during the day?
Comment se sont développé ses symptômes ?	How did the symptoms develop?
Quelle est la texture des régurgitations?	What does the vomit look like?
Quelle est la texture de la diarrhée ?	What does the diarrhea look like?
Quelle quantité de liquide l'enfant boit-il au cours de la journée ?	How much fluid did the child drink?
Avez-vous remarquer une changement du poids de l'enfant depuis le début des symptômes ?	Have there been any body weight changes since the symptoms started?
Y a t-il d'autres symptômes ?	Are there other symptoms?
Y a t-il de la fièvre ?	Is there fever?
Y a t-il des allergies alimentaires connues ?	Are there any known food allergies?
Des antibiotiques ont-ils été pris avant l'apparition des symptômes ?	Were antibiotics taken before the symptoms appeared?
Comment était le vomi ?	How was the vomiting?
Quelle quantité a été vomi ?	How much was vomited?
Combien de fois a t-il vomi ?	How often did vomiting occur?
Qu'est-ce que l'enfant mange et boit ?	What did the child eat and drink?
Est-ce que l'enfant a vomi ?	Did the child vomit?
Quand l'enfant a t'il vomit ?	When did the child vomit?
Qu'est ce que l'enfant a mangé ?	What did the child eat?
Quelle quantité de liquide l'enfant a t'il bu ?	How much did the child drink?
À quelle fréquence la diarrhée se produit ?	How often did diarrhea occur?

Y a t-il eu des changements dans les symptômes ?	Has there been any change in symptoms?
Est-ce que l'enfant mange ?	Is the child still eating?
Est-ce que l'enfant boit encore ?	Is the child still drinking?
À combien monte la fièvre ?	How high is the fever?
Quand a débuté la fièvre ?	When did the fever start?
Quand la fièvre s'est elle arrêtée ?	When did the fever stop?
L'enfant a t-il des douleurs ?	Does the child have pain?
Est-ce que l'enfant a des allergies ?	Does the child have any allergies?
Prend-il régulièrement des médicaments ?	Is any medication taken on a regular basis?
A t-il déjà pris des médicaments ?	Has medication already been administered?
Les symptômes se sont-ils déjà produits par le passé ?	Have the symptoms ever occurred in the past?
Y a t-il d'autres malades dans l'entourage ?	Are there others ill in your surroundings?
L'enfant a t-il récemment été à l'étranger ?	Has the child traveled abroad recently?
Les frères et sœurs sont-ils en bonne santé ?	Are the siblings currently healthy?

Orthopédie / Orthopedics

Qui sont vos médecins traitants ?	Which doctors are treating you?
Avez-vous des allergies ou des intolérances ?	Do you have any allergies or intolerances?
Prenez-vous des anticoagulants ?	Do you take blood thinning medication?
Avez-vous des problèmes sanguins ?	Do you have a bleeding disorder?
Avez-vous déjà eu un ulcère à l'estomac ?	Have you ever had a stomach ulcer?

Avez-vous d'autres maladies ?	Do you have any other diseases?
Est-ce que cette maladie a déjà été traitée ?	Has this disease already been treated?
Avez-vous déjà été opérée ?	Have you ever been operated on?
Avez-vous des implants dans le corps ?	Do you have implants in your body?
Avez-vous des prothèses métalliques dans le corps ?	Do you have any metal in your body?
Pratiquez-vous une activité physique régulière ?	Do you exercise?
Avez-vous déjà eu une rupture des tendons ?	Have you ever dislocated a joint?
Avez-vous déjà une fracture des os ?	Have you ever broken a bone?
Vos articulations sont-elles douloureuses quand il fait froid ?	Do your joints hurt when it is cold?
Quand avez-vous mal au tendons ?	When do the joints hurt?
Avez-vous une raideur matinale dans les jambes ?	Do you have morning stiffness in your legs?
Avez-vous des tremblements dans les mains ?	Do your hands shake/tremble?
Avez-vous une maladie musculaire ?	Do you have a muscle disease?
Avez-vous une maladie osseuse ?	Do you have a bone disease?

Psychiatrie et médecine psychosomatique / Psychiatry and Psychosomatic Medicine

Qui vous a référé vers nous ?	Who referred you to us?
Pour quelle raison principalement ?	What is your main problem?
Quel a été le déclencheur ?	What was the trigger?
Quand est-ce que cela a commencé ?	When did it start?
Avez-vous peur ?	Are you scared?

Avez-vous pensé à vous faire du mal ?	Have you thought about hurting yourself?
Avez-vous souvent été déprimé / mélancolique / désespéré ?	Have you often been depressed / had feelings of melancholy / had feelings of hopelessness?
Avez-vous ressenti un manque d'intérêt / de plaisir lors de la pratique d'activités que vous aimez habituellement ?	Have you had little interest / pleasure in activities?
Avez-vous une maladie mentale ?	Do you have a mental illness?
Quelle maladie avez-vous ?	What disease do you have?
Avez-vous déjà reçu un traitement psychiatrique ?	Have you ever received psychiatric treatment?
Vivez-vous en couple ?	Do you live in a partnership?
Où habitez-vous ?	Where do you live?
Êtes-vous endetté ?	Do you have monetary debt?
Avez-vous déjà essayé de vous suicider?	Have you ever tried to kill yourself?
Avez-vous déjà envisagé de faire du mal à vous-même ou à d'autres personnes ?	Do plan to injure yourself or others?
Pourquoi avez-vous tenté de vous suicider ?	Why did you try to kill yourself?
Avez-vous des métaux dans votre corps ?	Do you have metal in your body?
Avez-vous des allergies ?	Do you have any allergies?
Avez-vous d'autres problèmes de santé?	Are there any other diseases?
Y a-t-il des maladies psychiatriques dans votre famille ?	Are there any psychiatric diseases in your family?
Avez-vous de l'appétit ?	Do you have appetite?
Avez-vous des troubles du sommeil ?	Do you have trouble sleeping?

Avez-vous des sautes d'humeur tout au long de la journée ?	Do you have mood swings throughout the day?
Souffrez-vous d'un trouble sexuel ?	Do you suffer from a sexual disorder?
Votre poids a t-il changé récemment ?	How has your weight changed recently?
Fumez-vous ?	Do you smoke?
Buvez-vous de l'alcool ?	Do you drink alcohol?
Quelle quantité ?	How much?
Quels médicaments prenez-vous ?	What medications do you take?
À quelle dose ?	What is the dosage?
Quel genre de personne êtes-vous ?	What kind of a person are you?
Comment vous décririez-vous ?	How would you describe yourself?
Pleurez-vous régulièrement ?	Do you cry regularly?
Comment votre vie sociale a t-elle évoluée ?	Did your social interests change?
Avez-vous des difficultés à vous concentrer durant les conversations ?	Do you have trouble concentrating during conversations?
Vous sentez-vous persécuté ?	Do you feel followed?
Entendez-vous des voix que les autres n'entendent pas ?	Do you hear voices that others do not hear?
Avez-vous peur des espaces restreints?	Are you afraid of small spaces?

Neurologie
Neurology

Avez-vous une maladie neurologique ?	Do you have any neurological diseases?
Y a-t-il dans votre famille des troubles neurologiques connus ?	Are there any neurological disorders known in your family?
Quand les symptômes ont-ils commencé ?	When did the symptoms start?

Est-ce que les douleurs sont aiguës, diffuses, pendant un effort ou au repos?	Did the symptoms start acutely, gradually, under exertion or at rest?
Est-ce que les symptômes augmentent?	Are the symptoms increasing?
Est-ce que les symptômes diminuent ?	Are the symptoms decreasing?
Les symptômes sont-ils irréguliers ?	Are the symptoms irregular?
Avez-vous des vertiges ?	Do you have vertigo?
Pouvez-vous décrire vos vertiges ?	What is the vertigo like?
Les symptômes se produisent-ils au cours d'un exercice physique, lorsque vous bougez ou sans raison apparente?	Do the symptoms occur under exertion, motion or spontaneously?
Avez-vous une maladie mentale ?	Do you have mental diseases?
Avez-vous des problèmes de santé internes ?	Do you have any diseases of the inner organs?
Ce probleme de santé a t-il été traité par le passé ?	Was this disease treated?
À quoi ressemle la crise ?	What did the seizure look like?
Les deux côtés du corps sont-ils affectés ?	Are both sides of the body affected?
Avez-vous reçu un coup à la tête ?	Was there a blow to the head?
Est que les yeux se retournent ?	Did the eyes roll back?
Combien de temps durent la crise ?	How long was the seizure?
À quelle fréquence apparaissent les crises ?	How often are there seizures?
Avez-vous de la fièvre ?	Was there fever?
Avez-vous vomis ?	Was there vomiting?
Êtes-vous sensible à la lumière ?	Was there sensitivity to light?

Quelle impression générale avez-vous de l' enfant ?	What was your overall impression of the child?
Les symptômes se sont-ils produits par le passé ?	Have the symptoms occurred before?
Qu'avez-vous pensé quand vous avez vu l'enfant présenter ces symptômes ?	What did you think, when you saw the child with these symptoms?
Y a t-il d'autres maladies ou symptômes ?	Are there any other diseases or symptoms?
Des médicaments sont-ils pris régulièrement ?	Is any medication taken regularly?
Un médicament a t-il déjà été administré ?	Has medication already been administered?
Est-ce que d'autres membres de la famille ont également des crises ?	Do relatives have seizures?
Avez-vous un certificat de vaccination?	Do you have a vaccination certificate?
Avez-vous un carnet de santé ?	Do you have an examination record?
Avez vous perdu la sensation à cet endroit ?	Have you lost feeling in this area?
Avez-vous des problèmes de vision ?	Do you have vision problems?
Avez-vous des troubles sensoriels ?	Do you have sensory disturbances?
Avez-vous des difficultés à marcher ?	Do you have trouble walking?
Veuillez appuyez contre ma main.	Please press against my hand.
Avez-vous des problèmes au niveau du goût ?	Do you have any problems with taste?
Avez-vous des problèmes d'audition ?	Do you have any problems with hearing?
Avez-vous des problèmes à garder l'équilibre ?	Do you have problems keeping your balance?
Avez-vous des problèmes de mémoire?	Do you have problems with your memory?

Histoire de la douleur	Pain History
Avez-vous des douleurs ?	Are you in pain?
Les douleurs sont-elles quotidiennes ?	Are you affected by the pain in everyday life?
À quelle fréquence avez-vous des douleurs ?	How often do you have pain?
À combien évaluerez vous l'intensité de votre douleur sur une échelle de zéro à dix, zéro signifiant aucune douleur ?	How much pain do you have on a scale of zero to ten, if zero means no pain.
La douleur dépend t'elle du moment de la journée ou du climat ?	Is the pain dependent on the time of day?
Qu'est-ce qui a déclenché la douleur ?	How was the pain triggered?
Quand la douleur est-elle apparu ?	When did the pain start?
À quel point la douleur est-elle forte ?	How strong is the pain?
Pouvez-vous décrire la douleur que vous ressentez ?	What does the pain feel like?
La douleur est-elle constante ou brève?	Is the pain constant or intermittent?
La douleur s'est-elle déplacée ou a t'elle changé récemment ?	Did the pain move or change recently?
La douleur irradie-t-elle dans d'autres zones du corps ?	Does the pain radiate into other areas of the body?
Avez-vous subi un traumatisme ou un choc violent ?	Did you experience a trauma or violent impact?
Avez-vous déjà été opéré ?	Have you ever been operated on?
Avez-vous de la fièvre ?	Do you have fever?
Avez-vous des vomissements ou des nausées ?	Do you have nausea or vomiting?
Toussez-vous ?	Do you have a cough?
Avez-vous des changements sur la peau ?	Do you have skin changes?

Quand avez-vous mangé pour la dernière fois ?	When did you last eat?
Quelle quantité avez-vous mangé ?	How much did you eat?
Qu'avez-vous mangé ?	What did you eat?
Quand avez-vous digéré pour la dernière fois ?	When was your last bowel movement?
Avez-vous eu la diarrhée ?	Did you have diarrhea?
Comment étaient la couleur et l'odeur de vos selles ?	What was the color and odor of the stool?
Quand avez-vous uriné pour la dernière fois ?	When did you last urinate?
Avez-vous des douleurs quand vous urinez ?	Did it hurt when you urinated?
Quelles sont la couleur et l'odeur de l'urine ?	What was the color and odor of the urine?
Avez-vous actuellement vos règles ?	Are you currently on your period?
Avez-vous des allergies ou des intolérances ?	Do you have any allergies or intolerances?
Avez-vous d'autres maladies ?	Do you have any other diseases?
Prenez-vous des médicaments ?	Are you taking any medications?
Avez-vous pris des médicaments aujourd'hui ?	Was medication administered today?
Avez-vous des douleurs dans cette zone du corps ?	Do you have pain at this point?

Histoire sociale

Social History

Quel est votre nom ?	What is your name?
Quel âge avez-vous ?	How old are you?
Quel est votre sexe ?	What is your gender?
Quel est votre état civil ?	What is your marital status?

Avec qui vivez-vous ?	With whom do you live?
Quel est votre plus haut niveau d'étude ?	What is your highest level of education?
Quelle est votre profession ?	What is your profession?
Que faites-vous dans la vie ?	What do you do for work?
Où travaillez-vous ?	Where do you work?
Combien d'heures travaillez-vous par semaine ?	How many hours do you work per week?
Depuis quand ne pouvez-vous plus travailler ?	How long have you not been able to work for?
Pourquoi ne pouvez-vous pas travailler?	Why can you not work?
Êtes-vous à la retraite ?	Are you retired?
Avez-vous assez d'argent pour vivre ?	Do you have enough money?
Êtes-vous actuellement malade ?	Are you currently sick?
Pratiquez-vous une activité physique régulière ?	Do you exercise?
Quel sport pratiquez-vous ?	Which exercise do you do?
Quels sont vos loisirs ?	What are your hobbies?

Examen clinique	**Physical examination**
Entrez.	Come in.
Je veux vous examiner.	I want to examine you.
Je vais vous faire une injection intraveineuse.	I will give you an intravenous shot.
Allongez-vous s'il vous plaît.	Please lie down.
Levez-vous.	Please stand up.
Ouvrez la bouche s'il vous plaît.	Please open your mouth.

Déshabillez-vous s'il vous plaît.	Please undress.
Détendez-vous.	Relax.
Respirez profondément.	Breathe deeply.
Retenez votre souffle s'il vous plaît.	Please hold your breath.
Toussez fort.	Cough vigorously.
Faites ce mouvement s'il vous plaît.	Please do the following motion.
Suivez mon doigt s'il vous plaît.	Please look at my finger.
Montrez-moi où vous avez mal.	Please show me this point on your body.
Fermez les yeux s'il vous plaît.	Please close your eyes.
Je vais prendre votre pouls.	I want to take your pulse.
Je vais mesurer votre pression artérielle.	I want to measure your blood pressure.
Je vais prendre votre température.	I want to measure your temperature.
Tirez la langue.	Stick out your tongue.
Poussez contre ma main.	Push against my hand.
Appuyez sur ma main.	Press my hand.
Bonne nuit.	Good night.

Français	Allemand
Les Urgences	**Notfälle**
À l'aide	Hilfe
Avez vous besoin d'aide ?	Brauchen Sie Hilfe?
Y at-il un risque pour les aidants ?	Besteht eine Gefahr für die Helfer?
Obtenez de l'aide.	Holen Sie Hilfe.
Appellez un medecin.	Rufen Sie einen Arzt.
Appellez la police.	Rufen Sie die Polizei.
Appelez les pompiers.	Rufen Sie die Feuerwehr.
Où se trouve l'hôpital le plus proche ?	Wo ist das nächste Krankenhaus?
Y a-t-il une urgence ?	Gibt es einen Notfall?
Qu'est-il arrivé ?	Was ist passiert?
Où cela s'est-il passé ?	Wo ist es passiert?
Quand est-ce arrivé ?	Wann ist es passiert?
Quel a été l'élément déclencheur ?	Was war der Auslöser?
Y at-il des informations médicales importantes sur la personne concernée?	Gibt es wichtige medizinische Informationen zu dem Betroffenen?
Quels sont les symptômes ?	Was sind die Symptome?
Y a-t-il des douleurs à la poitrine ?	Gibt es Brustschmerzen?
Combien de personnes sont blessées ?	Wie viele Personen sind verletzt?
La personne a-t-elle des allergies ?	Hat der Betroffene Allergien?
La personne concernée prend t'elle un médicament anti-coagulants ?	Nimmt der Betroffene blutverdünnende Medikamente?
La personne concernée prend t'elle des médicaments ?	Wurden Medikamente eingenommen?

Y at-il des médicaments d'urgence ?	Gibt es Notfallmedikamente?
Y at-il eu usage de drogues illicites ?	Wurden Drogen eingenommen?
La personne a t'elle été opérée récemment ?	Wurde der Betroffene in letzter Zeit operiert?
Quand est-ce que la personne a mangé pour la dernière fois ?	Wann hat der Betroffene das letzte Mal gegessen?
Qu'a t'elle mangé ?	Was wurde gegessen?
Comment se fait-il à l'événement ?	Wie ist es zu dem Ereignis gekommen?
Que s'est il passé juste avant ?	Was ist unmittelbar davor passiert?
La personne concernée souffre t'elle d'une maladie quleconque ?	Hat der Betroffene Krankheiten?
La personne concernée souffre t'elle de diabete ?	Hat der Betroffene Diabetes?
Est-ce que la personne concernée souffre d'une maladie métabolique ?	Hat der Betroffene eine Stoffwechselerkrankung?
Est-ce que la personne concernée souffre d'une maladie cardiaque ?	Hat der Betroffene eine Herzkrankheit?
Quel a été le déclencheur ?	Was war der Auslöser?
la personne concernée a t'elle des facteurs risque ?	Hat der Betroffene medizinische Risikofaktoren?

Déclarations utiles — **Nützliche Aussagen**

Bonjour	Hallo
Mon nom est	Mein Name ist
Quel est votre nom ?	Wie heißen Sie?
N'ayez aucune crainte	Haben Sie keine Angst!
Je veux vous aider.	Ich möchte Ihnen helfen.
Entrez.	Kommen Sie herein.
Parlez lentement s'il vous plait.	Bitte sprechen Sie langsam.

Veuillez répéter.	Bitte wiederholen Sie das.
Je ne comprends pas cela.	Ich verstehe das nicht.
Oui	Ja
Non	Nein
peut-être	Vielleicht
Je ne sais pas.	Ich weiß es nicht.
Je vous remercie	Danke
Au revoir	Auf Wiedersehen
Demain	Morgen
Aujourd'hui	Heute
Hier	Gestern
J'ai besoin d'aide.	Ich brauche Hilfe.
J'ai besoin d'un medecin.	Ich brauche einen Arzt.
Êtes-vous d'accord ?	Sind Sie damit einverstanden?
Urgence	Notfall
Accident	Unfall
Feu	Feuer
aucun problème	Kein Problem
Je suis malade.	Ich bin krank.
Je suis en bonne santé.	Ich bin gesund.
j'ai besoin	Ich brauche
J'aimerais	Ich möchte
Vous devez	Du musst

Avez-vous des questions ?	Haben Sie Fragen?
J'ai un problème.	Ich habe ein Problem.
J'ai mal.	Ich habe Schmerzen.
Je besoin de médicaments.	Ich brauche Medikamente.
Où se trouve l'hôpital le plus proche ?	Wo ist das nächste Krankenhaus?
Je reviens tout de suite.	Ich komme gleich wieder.
Détendez vous.	Entspannen Sie sich.
Ici	Hier
Là	Dort
Police	Polizei
Zéro	Null
Un	Eins
Deux	Zwei
Trois	Drei
Quatre	Vier
Cinq	Fünf
Six	Sechs
Sept	Sieben
Huit	Acht
Neuf	Neun
Dix	Zehn
Secondes	Sekunden
Minutes	Minuten

Heures	Stunden
Journées	Tage
Semaines	Wochen
Mois	Monate
Années	Jahre
Personnes	Personen

Allaitement **Pflege**

Salut, je suis votre infirmier (infirmière) et mon nom est	Hallo, ich bin Ihre Pflegekraft und mein Name ist
Quel est votre nom ?	Wie heißen Sie?
Quel âge avez-vous ?	Wie alt sind Sie?
Quelles langues parlez-vous ?	Welche Sprachen sprechen Sie?
Parlez-vous ma langue ?	Sprechen Sie meine Sprache?
Asseyez-vous s'il vous plaît.	Bitte setzen Sie sich.
Levez-toi s'il vous plaît.	Bitte stehen Sie auf.
Inspirez	Einatmen
Expirez	Ausatmen
Je veux vous aider.	Ich möchte Ihnen helfen.
Comment allez-vous ?	Wie geht es Ihnen?
Pourquoi etes-vous ici ?	Warum sind Sie hier?
À combien évaluerez vous l'intensité de votre douleur sur une échelle de zéro à dix, zéro signifiant aucune douleur ?	Wie stark sind Ihre Schmerzen auf einer Skala von Null bis Zehn, wenn Null keine Schmerzen sind?
Avez-vous besoin d'aide ?	Brauchen Sie Hilfe?

Avez-vous besoin d'aide pour manger ?	Brauchen Sie Hilfe beim Essen?
Avez-vous besoin d'aide pour votre hygiène personnelle ?	Brauchen Sie Hilfe bei der Körperpflege?
Avez-vous besoin d'aide pour utiliser les toilettes ?	Brauchen Sie Hilfe, wenn Sie auf Toilette müssen?
Avez-vous besoin d'aide pour vous habiller ?	Brauchen Sie Hilfe beim Ankleiden?
Pouvez-vous marcher ?	Können Sie gehen?
Avez-vous des allergies aux médicaments ?	Haben Sie Allergien gegen Medikamente?
Quelles maladies avez-vous ?	Welche Krankheiten haben Sie?
Avez-vous mal ?	Haben Sie Schmerzen?
Avez-vous besoin d'antalgiques ?	Brauchen Sie Schmerzmittel?
Avez-vous besoin de somnifères ?	Brauchen Sie Schlafmittel?
Avez-vous faim ?	Haben Sie Hunger?
Où est-ce que ça fait mal ?	Wo haben Sie Schmerzen?
Est-ce que la douleur est devenu plus forte ?	Sind die Schmerzen stärker geworden?
Depuis quand avez-vous ces symptômes ?	Seit wann haben Sie diese Beschwerden?
Etes-vous enceinte ?	Sind Sie schwanger?
Avez-vous des nausées ?	Haben Sie Übelkeit?
Prenez vous des médicaments ?	Nehmen Sie Medikamente?
Avez-vous besoin de médicaments ?	Brauchen Sie Medikamente?
Avez-vous été à l'hôpital ?	Waren Sie vorher im Krankenhaus?
Avez-vous été aux toilettes ?	Waren Sie schon auf der Toilette?
Voulez-vous aller à la salle de bain ?	Möchten Sie auf die Toilette?

Je veux vous laver.	Ich möchte Sie waschen.
Je veux vous déplacer.	Ich möchte Sie bewegen.
Je veux prendre votre pouls.	Ich möchte den Puls messen.
Je veux mesurer votre pression artérielle.	Ich möchte den Blutdruck messen.
Je veux prendre votre température.	Ich möchte die Temperatur messen.
Je veux voir le bandage.	Ich möchte den Verband sehen.
Nous vous examinerons régulièrement.	Wir werden Sie regelmäßig angucken.
Veuillez prendre ces médicaments.	Bitte nehmen Sie diese Medikamente.
Appuyez sur le bouton si vous avez besoin d'aide.	Drücken Sie auf den Knopf, wenn Sie Hilfe brauchen.
Appelez à l'aide avant de vous lever.	Rufen Sie um Hilfe bevor Sie aufstehen.
Je vais vous faire une injection.	Ich werde Ihnen eine Injektion geben.
Avez-vous besoin d'autre chose ?	Brauchen Sie noch etwas?
Bonne nuit	Gute Nacht
Je vous souhaite bonne chance.	Viel Erfolg

Histoire médicale générale	**Allgemeine Anamnese**
Bonjour, je suis votre médecin et mon nom est	Hallo, ich bin Ihr Arzt und mein Name ist
Quelle est votre profession ?	Was ist Ihr Beruf?
Où travaillez vous ?	Wo arbeiten Sie?
Pourquoi etes-vous venu ?	Warum sind Sie zu uns gekommen?
Quels sont vos symptômes ?	Was sind Ihre Beschwerden?
Depuis quand avez-vous ces symptômes ?	Seit wann haben Sie diese Beschwerden?
Quel votre ton nom ?	Wie heißen Sie?

Quel âge avez-vous ?	Wie alt sind Sie?
Quelle est votre taille et quel est votre poids corporel ?	Wie groß und wie schwer sind Sie?
Etes-vous blessé ?	Sind Sie verletzt?
Etes-vous malade ?	Sind Sie krank?
Avez-vous déjà été opéré ?	Sind Sie schon einmal operiert worden?
Avez-vous des allergies ?	Haben Sie Allergien?
Avez-vous des nausées ou des vomissements ?	Haben sie Übelkeit oder erbrochen?
Avez-vous d'autres maladies ?	Haben Sie noch andere Krankheiten?
Avez-vous mal ?	Haben Sie Schmerzen?
Prenez-vous des médicaments ?	Nehmen Sie Medikamente?
Avez été à l'étranger au cours des six derniers mois ?	Sind sie in den letzten Sechs Monaten im Ausland gewesen?
Quels vaccins avez-vous eu ?	Welche Impfungen haben Sie?
Vos selles ressemblent a quoi ?	Wie sieht Ihr Stuhl aus?
Qu'avez-vous mangé ces derniers jours?	Was haben Sie in den letzten Tagen gegessen?
Avez-vous de la fièvre ?	Haben Sie Fieber?
Avez-vous perdu involontairement du poids au cours des six derniers mois ?	Haben Sie in den letzten sechs Monaten unbeabsichtigt Gewicht verloren?
Avez-vous transpirer au point de devoir vous changer durant les nuits ?	Schwitzen Sie nachts so stark, dass Sie die Kleidung wechseln müssen?
Y a-t-il des maladies dans votre famille proche ?	Sind in Ihrer engen Familie Krankheiten bekannt?
Y at-il des maladies génétiques dans votre famille ?	Gibt es in Ihrer Familie genetische Erkrankungen?
Est-ce que vous fumez ?	Rauchen Sie?

Est-ce que vous consomez de l'alcool ?	Trinken Sie Alkohol?
Êtes-vous sexuellement actif ?	Sind sie sexuell aktiv?
Etes-vous enceinte ?	Sind Sie Schwanger?
Prenez-vous des médicaments ?	Nehmen Sie illegale Drogen?
Avez-vous une dépendance ?	Haben Sie eine Suchterkrankung?
Faites-vous du sport ?	Machen Sie Sport?
Avez-vous des parents qui peuvent vous aider ?	Haben Sie Angehörige, die Ihnen helfen können?
Souffrez-vous d'un handicap ?	Sind bei Ihnen Behinderungen oder Einschränkungen bekannt?
Quel est votre numéro de téléphone ?	Wie lautet Ihre Telefonnummer?
Quel médecin vous a envoyé ici ?	Wie heißt Ihr einweisender Arzt?
Qui est votre médecin de famille ?	Wie heißt Ihr Hausarzt?
Y a-t-il des maladies dans votre environnement ?	Gibt es Erkrankungen in Ihrem Umfeld?
Avez-vous des contacts avec des animaux ?	Haben Sie Kontakt zu Tieren?
Travaillez-vous avec la nourriture ?	Arbeiten Sie mit Lebensmitteln?
Quels sont vos loisirs ?	Was sind Ihre Hobbys?
Avez-vous des contacts avec des substances toxiques ?	Haben Sie Kontakt zu toxischen Substanzen?
Avez-vous pris des médicaments avant l'apparition des symptômes ?	Haben Sie vor Beginn der Symptome Arzneimittel eingenommen?
Avez-vous voyagé récemment ?	Sind Sie in letzter Zeit verreist?
Où avez-vous voyagé ?	Wohin sind Sie verreist?
Pour combien de temps avez-vous voyager ?	Wie lange sind Sie verreist?
Quand avez-vous voyagé ?	Wann sind Sie verreist?

Qu'avez-vous fait pendant votre voyage ?	Was haben Sie auf Ihrer Reise gemacht?
Avez-vous eu des contacts avec la population locale ?	Hatten Sie Kontakt zur einheimischen Bevölkerung?
Souffrez-vous de la tuberculose ?	Sind Sie an Tuberkulose erkrankt?
Avez-vous le VIH ou le sida ?	Haben Sie HIV oder Aids?
Avez-vous l'hépatite ?	Haben Sie Hepatitis?
Avez-vous contact avec les immigrés ?	Haben Sie Kontakt zu Migranten?
Êtes-vous homosexuel ?	Sind Sie homosexuell?

Médecine interne / Innere Medizin

Quels sont les symptômes actuels ?	Was sind die aktuellen Symptome?
Veuillez décrire vos symptômes.	Bitte beschreiben Sie Ihre Symptome.
Quand les symptômes ont-ils commencé ?	Wann haben die Symptome angefangen?
Comment sont apparu les symptômes?	Wie war der Verlauf der Symptome?
Quelle était l'intensité des symptômes?	Wie war die Intensität der Symptome?
Y avait-il un déclencheur pour les symptômes ?	Gab es einen Auslöser für die Symptome?
Comment est votre respiration ?	Wie ist Ihre Atmung?
A quand remonte le diagnostic ?	Wann wurde die Diagnose gestellt?
Comment a évolué la maladie jusqu'à présent ?	Wie war der bisherige Verlauf der Erkrankung?
Quelle a été la fréquence des crises précédentes ?	Wie war die Frequenz bisheriger Anfälle?
Y avait-il une aggravation de la maladie?	Gab es eine Verschlechterung der Erkrankung?
Y a t-il eu un test pris ?	Wurde dazu ein Test durchgeführt?
Y a-t-il des allergies ?	Gibt es Allergien?

Quels sont les symptômes de l'allergie?	Was sind die Symptome der Allergie?
À quelle fréquence avez-vous des symptômes de l'allergie ?	Wie oft tritt die Allergie in Erscheinung?
Est-ce que l'allergie a déjà été examinée par un médecin ?	Wurde die Allergie bereits von einem Arzt untersucht?
Des médicaments ont t'il été administrés ?	Wurden bereits Medikamente verabreicht?
Avez-vous un inhalateur ?	Haben Sie einen Inhalator?
Prenez-vous des médicaments régulièrement ?	Nehmen Sie regelmäßig Medikamente?
Est-ce que ces symptômes se sont déjà produient dans le passé ?	Ist die Symptomatik in der Vergangenheit schon einmal aufgetreten?
Y at-il un livré de santé ?	Gibt es ein Untersuchungsheft?
Avez-vous un certificat de vaccination?	Haben Sie einen Impfpass?
Avez-vous peur ?	Haben Sie Angst?
Depuis quand avez-vous eu de la fièvre?	Seit wann besteht Fieber?
Quelle est l'intensité la fièvre ?	Wie hoch ist das Fieber?
Êtes-vous somnolent ?	Sind Sie schläfrig?
Votre attention est-elle altérée ?	Ist die Aufmerksamkeit beeinträchtigt?
Comment est votre comportement en ce qui concerne la consommation d'alcool ?	Wie ist das Trinkverhalten?
Quand était la dernière fois ou vous avez uriner ?	Wann ist das letzte Mal uriniert worden?
Comment étaient la couleur et l'odeur de l'urine ?	Wie waren die Farbe und der Geruch des Urins?
Avez vous la diarrhée ?	Kommt es zu Durchfall?
Etes vous constipé ?	Besteht Verstopfung?

Y-a-t-il eu une perte de poids ?	Kam es zu Gewichtsverlust?
Quel était votre poids avant la maladie?	Wie war das Gewicht vor der Erkrankung?
Avez vous été en contact avec des malades ?	Gab es Kontakt zu erkrankten Personen?
Avez-vous eu ces symptômes auparavant ?	Hatten Sie diese Symptome schon einmal?
Avez vous des malades dans la famille?	Gibt es in der Familie erkrankte Personen?
Avez-vous des brûlures d'estomac ?	Haben Sie Sodbrennen?
Avez-vous des douleurs abdominales ?	Haben Sie Bauchschmerzen?
Avez-vous la diarrhée ?	Haben Sie Durchfall?
Quelle est votre type alimentation ?	Wie ernähren Sie sich?
Avez-vous d'autres conditions médicales ?	Haben Sie andere Erkrankungen?
Prenez-vous des antibiotiques ?	Nehmen Sie Antibiotika?
Avez-vous remarqué des changements physiques au cours de l'ingestion de certains aliments ?	Bemerken Sie körperliche Veränderungen bei der Aufnahme von bestimmten Nahrungsmitteln?
Comment se passe le développement des symptômes ?	Wie ist der zeitliche Verlauf der Symptome?
Avez-vous mal ?	Haben Sie Schmerzen?
Avez-vous de la fièvre ?	Haben Sie Fieber?
Vous sentez-vous faible ?	Fühlen Sie sich schwach?
Avez-vous des nausées ?	Haben Sie Übelkeit?
Avez-vous vomi ?	Haben Sie erbrochen?
Y at-il une décoloration des selles ou de l'urine ?	Gibt es Farbveränderungen von Kot oder Urin?
Votre poids a-t-il changé ces derniers temps ?	Hat sich Ihr Gewicht in der letzten Zeit verändert?

Quelles sont les maladies que vous avez eu dans le passé ?	Welche Erkrankungen hatten Sie in der Vergangenheit?
Prenez-vous des drogues illicitess ?	Nehmen Sie Drogen zu sich?
Avez-vous été dans d'autres pays ces derniers temps ?	Sind Sie in letzter Zeit im Ausland gewesen?
Consomez-vous de l'alcool ?	Trinken Sie Alkohol?
Est-ce que vous prenez des médicaments ?	Nehmen Sie Medikamente?
Avez-vous déjà reçu des transfusions sanguines ?	Haben Sie schon einmal Bluttransfusionen erhalten?
La couleur de votre peau a t'elle changé ?	Hat sich Ihre Hautfarbe verändert ?
Buvez-vous du café ?	Trinken Sie Kaffee?
Prenez-vous des laxatifs ?	Nehmen Sie Abführmittel?
Mangez-vous sainement ?	Ernähren Sie sich gesund?
Veuillez me montrer la partie du corps.	Zeigen Sie mir die Stelle an Ihrem Körper.
Y a-t-il des problèmes ou des anomalies dans les reins ou les organes urinaires ?	Besteht eine Erkrankung oder Fehlbildung der Niere oder Harnorgane?

Chirurgie / Chirurgie

Nous devons opérer.	Wir müssen Sie operieren.
N'ayez pas peur.	Haben Sie keine Angst.
Avez-vous reçu un traitement médical ces derniers temps ?	Waren Sie in letzter Zeit in ärztlicher Behandlung?
Prendez-vous des médicaments ?	Nehmen Sie Medikamente?
Avez-vous un trouble du saignement ?	Haben Sie eine Blutungsneigung?
Avez-vous une allergie ?	Haben Sie eine Allergie?
Avez-vous une maladie infectieuse ?	Haben Sie eine Infektionskrankheit?

Avez-vous une maladie cardiovasculaire ?	Haben Sie eine Herz- oder Kreislauferkrankung?
Avez-vous une maladie des voies respiratoires ou les poumons ?	Haben Sie eine Krankheit der Atemwege oder der Lunge?
Avez-vous une maladie du système digestif ?	Haben Sie eine Erkrankung des Verdauungssystems?
Avez-vous un trouble métabolique ?	Haben Sie eine Stoffwechselerkrankung?
Avez-vous un trouble du système nerveux ?	Haben Sie eine Erkrankung des Nervensystems?
Avez-vous un glaucome ?	Haben Sie ein Glaukom?
Avez-vous d'autres maladies ?	Haben Sie andere Krankheiten?
Avez-vous déjà eu une tumeur ?	Hatten Sie schon einmal einen Tumor?
Avez-vous eu une maladie des yeux ?	Haben oder hatten Sie eine Augenerkrankung?
Votre thyroïde est elle malade ?	Ist Ihre Schilddrüse krank?
Avez-vous déja été opéré auparavant ?	Wurden Sie schon mal operiert?
Avez-vous des implants dans le corps ?	Befinden sich Implantate im Körper?
Avez-vous de fausses dents ?	Haben Sie künstliche Zähne?
Avez-vous déjà eu une occlusion vasculaire ?	Hatten Sie schon einmal einen Gefäßverschluss?
Avez-vous déjà eu une altération de la cicatrisation ?	Hatten Sie schon einmal Wundheilungsstörungen?
Pourriez-vous être enceinte ?	Könnten Sie schwanger sein?
Avez-vous été vacciné contre le tétanos ?	Sind Sie gegen Tetanus geimpft?

Anesthésiologie	Anästhesiologie
Quel âge avez-vous ?	Wie alt sind Sie?
Quelle est votre taille ?	Wie groß sind Sie?
Quel est votre poids corporel ?	Wie schwer sind Sie?
Êtes-vous un homme ou une femme ?	Sind Sie ein Mann oder eine Frau?
Quel est votre travail ?	Was arbeiten Sie?
Avez-vous eu une infection au cours des quatre dernières semaines ?	Besteht oder bestand in den letzten 4 Wochen eine Infektion?
Si oui, la quelle ?	Wenn ja, welche?
Avez-vous déjà eu une maladie infectieuse comme le VIH ou la tuberculose ?	Haben oder hatten Sie eine Infektionskrankheit wie zum Beispiel HIV oder Tuberkulose?
Avez-vous reçu un traitement médical ces derniers temps ?	Ist in letzter Zeit eine andere ärztliche Behandlung erfolgt?
Est-ce que vous prenez régulièrement des médicaments ?	Werden regelmäßig oder aktuell Medikamente eingenommen?
Avez-vous déjà été opéré ?	Wurde schon einmal eine Operation durchgeführt?
Avez-vous déjà reçu une anesthésie générale, anesthésie loco-régionale ou anesthésie locale ?	Wurde schon einmal eine Narkose, Regionalanästhesie oder örtliche Betäubung durchgeführt?
Y at-il déja eu des problèmes liés à l'anesthésie dans la famille proche ?	Traten in der nahen Familie Probleme im Zusammenhang mit einer Anästhesie auf?
Avez-vous ou vos proches la prédisposition à une forte fièvre pendant ou après l'anesthésie ?	Besteht bei Ihnen oder in Ihrer Familie die Veranlagung zu hohem Fieber bei oder nach Narkose?
Y at-il une tendance de nausées ou des vomissements ?	Besteht eine Neigung zu Übelkeit oder Erbrechen?
Avez-vous déjà reçu une transfusion sanguine oude composants sanguins ?	Ist schon einmal eine Übertragung von Blut oder Blutbestandteilen erfolgt?

Y at-il une allergie quelconque tel que le rhume des foins ou l'asthme allergique ou l'intolérance à certaines substances ?	Besteht eine Allergie wie Heuschnupfen oder allergisches Asthma oder eine Unverträglichkeit bestimmter Substanzen?
Est-ce que l'essoufflements se produit pendant l'exercice physique ?	Tritt Atemnot bei Belastung auf?
Y at-il une maladie respiratoire ou pulmonaire ?	Besteht eine Atemwegs- oder Lungenerkrankung?
Avez-vous de forts ronflements nocturnes, l'apnée du sommeil, la paralysie des cordes vocales ou une paralysie diaphragmatique ?	Tritt nachts starkes Schnarchen auf, liegt eine Schlafapnoe vor oder besteht eine Stimmbandlähmung oder Zwerchfelllähmung?
Souffrez-vous d'une maladie vasculaire?	Besteht eine Gefäßerkrankung?
Avez-vous jamais eu une occlusion vasculaire par des caillots sanguins ?	Kam es schon einmal zu einem Gefäßverschluss durch Blutgerinnsel?
Avez-vous ou un membre de votre famille une tendance à saigner ?	Besteht bei Ihnen oder in Ihrer Blutsverwandtschaft eine erhöhte Blutungsneigung?
Avez-vous un trouble du système digestif ?	Besteht eine Erkrankung des Verdauungssystems?
Souffrez-vous de brûlures d'estomac ?	Haben Sie Sodbrennen?
Y a t'il une maladie du foie, de la vésicule biliaire ou des voies biliaires ?	Besteht eine Erkrankung der Leber, der Gallenblase oder Gallenwege?
Y at-il une maladie ou une anomalie dans les organes des reins ou des voies urinaires ?	Besteht eine Erkrankung oder Fehlbildung der Niere oder Harnorgane?
Avez-vous une maladie métabolique comme la goutte ou le diabète ?	Besteht eine Stoffwechselerkrankung wie zum Beispiel Gicht oder Diabetes?
Y at-il un trouble de la thyroïde ?	Besteht eine Schilddrüsenerkrankung?
Y at-il une maladie musculaire, ou un trouble musculo-squelettique ?	Besteht eine Muskelerkrankung oder Skeletterkrankung?
Y at-il un trouble du système nerveux ?	Besteht eine Erkrankung des Nervensystems?
Y at-il une maladie des yeux ?	Besteht eine Augenerkrankung?

Y at-il d'autres maladies ?	Bestehen weitere Erkrankungen?
Y a-t-il une condition particulière au niveau des dents ?	Gibt es Besonderheiten beim Zustand der Zähne?
Y at-il des implants dans le corps ?	Befinden sich Implantate im Körper?
Utilisez-vous régulièrement le tabac ?	Regelmäßiger Tabakkonsum?
Buvez-vous régulièrement de l'alcool ?	Regelmäßiger Alkoholkonsum?
Prenez-vous des drogues illégales ?	Werden illegale Drogen genommen?

Gynécologie et obstétrique   **Gynäkologie und Geburtshilfe**

Nous devons opérer.	Wir müssen Sie operieren.
N'ayez pas peur.	Haben Sie keine Angst.
Nous n'allons pas faire de mal à votre enfant.	Wir werden Ihrem Kind nicht schaden.
Nous devons faire une césarienne.	Wir müssen einen Kaiserschnitt durchführen.
Qui vous a envoyé chez nous ?	Wer hat Sie zu uns geschickt?
Qui est votre gynécologue ?	Wie heißt Ihr Frauenarzt?
Qui est votre médecin de famille ?	Wie heißt Ihr Hausarzt?
Quelle est la raison de votre visite ?	Was ist der Grund Ihres Besuches bei uns?
Avez-vous des problèmes de santé ?	Haben Sie Vorerkrankungen?
Avez-vous déjà été opéré ?	Wurden Sie schon einmal operiert?
Est-ce que vous fumez ?	Rauchen Sie?
Buvez-vous régulièrement de l'alcool ?	Trinken Sie regelmäßig Alkohol?
Avez-vous des allergies ?	Haben Sie Allergien?
Si oui, quelles allergies ?	Wenn ja, welche Allergien?
Quand a été votre dernier dépistage du cancer ?	Wann war Ihre letzte Krebsvorsorgeuntersuchung?

Quelle est votre taille ?	Wie groß sind Sie?
Quel est votre poids ?	Was ist Ihr Gewicht?
Combien de grossesses avez-vous eues?	Wie oft waren Sie schwanger?
À combien d'enfants avez-vous donné naissance ?	Wie viele Kinder haben Sie geboren?
Y a-t-il eu des complications lors de l'accouchement ?	Gab es Besonderheiten bei der Geburt?
Avez-vous actuellement vos règles ?	Haben Sie derzeit Ihre Regel?
Quand avez-vous eu vos règles pour la première fois ?	Wann ist Ihre erste Regelblutung aufgetreten?
Avez-vous des douleurs avant ou pendant vos règles ?	Haben Sie Schmerzen vor oder während der Periode?
À quand remonte la dernière fois que vous avez eu vos règles ?	Wann hatten Sie das letzte Mal Ihre Periode?
Depuis quand êtes-vous ménopausée ?	Wann sind bei Ihnen die Wechseljahre eingetreten?
Prenez-vous la pilule ?	Nehmen Sie Medikamente für die Verhütung?
Quel médicament prenez-vous en ce moment ?	Welches Medikamente nehmen Sie derzeit ein?
Prenez-vous d'autres hormones ?	Nehmen Sie weitere Hormonpräparate?
Avez-vous eu un cancer du sein ?	Hatten Sie Brustkrebs?
Avez-vous eu un cancer des ovaires ?	Hatten Sie Eierstockkrebs?
Avez-vous eu un cancer du col de l'utérus ?	Hatten Sie Gebärmutterhalskrebs?
Avez-vous eu un cancer ?	Hatten Sie Darmkrebs?
Avez-vous eu d'autres cancers ?	Hatten Sie andere Krebserkrankungen?
De combien de semaines êtes-vous enceinte ?	Wie viele Schwangerschaftswochen gab es?

Avez-vous déjà fait une fausse couche?	Hatten Sie schon einmal eine Fehlgeburt?
Quelle était la position du foetus ?	Wie war die Kindslage?
Combien de temps a duré la grossesse?	Wie waren die Dauer und der Verlauf der Geburt?
Avez-vous eu des difficultés ou des complications à l'accouchement ?	Gab es Schwierigkeiten oder Komplikationen bei der Geburt?
À quoi ressemblait le liquide amniotique ?	Wie hat das Fruchtwasser ausgesehen?
Quel était le score d'Apgar ?	Wie war der APGAR-Score?
Quels ont été la longueure, le poids de l'enfant à la naissance et la circonférence de la tête à la naissance?	Wie waren die Geburtslänge, das Geburtsgewicht und der Kopfumfang bei der Geburt?
Combien de grossesses avez-vous eues, y compris la grossesse actuelle ?	Um die wievielte Schwangerschaft handelt es sich?
Combien d'enfants avez-vous, en comptant celui-ci ?	Um das wievielte Kind handelt es sich?
Comment s'est passé votre grossesse ?	Wie war der Verlauf der Schwangerschaft?
Avez-vous bu de l'alcool pendant la grossesse ?	Haben Sie Alkohol während der Schwangerschaft getrunken?
Avez-vous fumé pendant la grossesse ?	Haben Sie während der Schwangerschaft geraucht?
Avez-vous consommé de la drogue au cours de la grossesse ?	Haben Sie während der Schwangerschaft illegale Drogen konsumiert?
Avez-vous pris des médicaments durant la grossesse ?	Haben Sie während der Schwangerschaft Medikamente konsumiert?
Y a t'il eu des complications durant la grossesse ?	Kam es während der Schwangerschaft zu Komplikationen?
Avez-vous saigné durant la grossesse ?	Kam es während der Schwangerschaft zu Blutungen?
Avez-vous eu des contractions prématurées durant la grossesse ?	Kam es während der Schwangerschaft zu vorzeitigen Wehen?

Avez-vous eu d'autres maladies ?	Haben Sie andere Krankheiten?
Avez-vous le diabète ?	Haben Sie Diabetes?
Quels vaccins avez-vous reçus ?	Welche Impfungen haben Sie erhalten?
Avez-vous eu une infection durant la grossesse ?	Hatten Sie während der Schwangerschaft einen Infekt?
Avez-vous fait un test de dépistage du streptocoque B ?	Ist ein Abstrich auf B-Streptokokken erfolgt?
Quel est votre groupe sanguin et votre rhésus ?	Was ist Ihre Blutgruppe und Ihr Rhesusfaktor?
Quel est le groupe sanguin du père et son Rhésus ?	Was ist die Blutgruppe des Vaters und der Rhesusfaktor des Vaters?

Pédiatrie | **Pädiatrie**

Quel âge a l'enfant ?	Wie alt ist das Kind?
Quel est le poids de l'enfant ?	Wie ist das Gewicht des Kindes?
Quelle est votre impression de l'enfant?	Wie ist Ihr Eindruck von dem Kind?
À quelle dose avez-vous pris cette substance ?	Welche Menge wurde von der Substanz eingenommen?
Le comportement de l'enfant a-t-il changé ?	Hat sich das Verhalten vom Kind verändert?
Quelle substance a été prise ?	Welche Substanz wurde eingenommen?
Quand la substance a-t-elle été prise ?	Wann wurde die Substanz eingenommen?
Avez-vous actuellement des symptômes ?	Welche Symptome bestehen?
Quel était le poids de l'enfant à la naissance ?	Wie hoch war das Geburtsgewicht?
Quelle était la taille de l'enfant à la naissance ?	Wie groß war die Geburtsgröße?
Quelles maladies l'enfant a-t-il eu ?	Welche Krankheiten hatten Sie bereits?

Quels vaccins l'enfant at-il reçu ?	Welche Impfungen wurden durchgeführt?
Y a-t-il des maladies chroniques ?	Bestehen chronische Erkrankungen?
Comment se sent l'enfant ?	Wie geht es dem Kind?
Depuis quand a t-il ces symptômes ?	Seit wann besteht die Symptomatik?
L'enfant a t-il souvent des vomissements et la diarrhée au cours de la journée ?	Wie oft kommt es zu Erbrechen und Durchfall am Tag?
Comment se sont développé ses symptômes ?	Wie ist der Verlauf der Symptome?
Quelle est la texture des régurgitations?	Wie sieht das Erbrochene aus?
Quelle est la texture de la diarrhée ?	Wie sieht der Durchfall aus?
Quelle quantité de liquide l'enfant boit-il au cours de la journée ?	Wieviel Flüssigkeit hat das Kind aufgenommen?
Avez-vous remarquer une changement du poids de l'enfant depuis le début des symptômes ?	Wie ist der Gewichtsverlauf seit Beginn der Symptomatik?
Y a t-il d'autres symptômes ?	Bestehen andere Symptome?
Y a t-il de la fièvre ?	Besteht Fieber?
Y a t-il des allergies alimentaires connues ?	Gibt es bekannte Nahrungsmittelallergien?
Des antibiotiques ont-ils été pris avant l'apparition des symptômes ?	Wurden vor den Symptomen Antibiotika eingenommen?
Comment était le vomi ?	Wie war das Erbrechen?
Quelle quantité a été vomi ?	Wieviel wurde erbrochen?
Combien de fois a t-il vomi ?	Wie oft wurde erbrochen?
Qu'est-ce que l'enfant mange et boit ?	Was hat das Kind gegessen und getrunken?
Est-ce que l'enfant a vomi ?	Was hat das Kind erbrochen?

Quand l'enfant a t'il vomit ?	Wann hat das Kind erbrochen?
Qu'est ce que l'enfant a mangé ?	Wie isst das Kind?
Quelle quantité de liquide l'enfant a t'il bu ?	Wieviel hat das Kind getrunken?
À quelle fréquence la diarrhée se produit ?	Wie oft kam es zu Durchfall?
Y a t-il eu des changements dans les symptômes ?	Kam es zu einer Veränderung der Symptome?
Est-ce que l'enfant mange ?	Isst das Kind noch?
Est-ce que l'enfant boit encore ?	Trinkt das Kind noch?
À combien monte la fièvre ?	Wie hoch ist das Fieber?
Quand a débuté la fièvre ?	Wann hat das Fieber angefangen?
Quand la fièvre s'est elle arrêtée ?	Wann hat das Fieber aufgehört?
L'enfant a t-il des douleurs ?	Hat das Kind Schmerzen?
Est-ce que l'enfant a des allergies ?	Hat das Kind Allergien?
Prend-il régulièrement des médicaments ?	Werden regelmäßig Medikamente eingenommen?
A t-il déjà pris des médicaments ?	Wurden bereits Medikamente gegeben?
Les symptômes se sont-ils déjà produits par le passé ?	Sind die Symptome in der Vergangenheit schon mal aufgetreten?
Y a t-il d'autres malades dans l'entourage ?	Sind andere im Umfeld krank?
L'enfant a t-il récemment été à l'étranger ?	War das Kind in letzter Zeit im Ausland?
Les frères et sœurs sont-ils en bonne santé ?	Sind die Geschwister gesund?

Orthopédie	Orthopädie
Qui sont vos médecins traitants ?	Von welchen Ärzten werden Sie behandelt?
Avez-vous des allergies ou des intolérances ?	Haben Sie Allergien oder Unverträglichkeiten?
Prenez-vous des anticoagulants ?	Nehmen Sie blutverdünnende Medikamente?
Avez-vous des problèmes sanguins ?	Haben Sie eine Blutungsneigung?
Avez-vous déjà eu un ulcère à l'estomac ?	Hatten Sie schon einmal ein Magengeschwür?
Avez-vous d'autres maladies ?	Haben Sie andere Krankheiten?
Est-ce que cette maladie a déjà été traitée ?	Wurde diese Krankheit schon behandelt?
Avez-vous déjà été opérée ?	Wurden Sie schon einmal operiert?
Avez-vous des implants dans le corps ?	Haben Sie Implantate im Körper?
Avez-vous des prothèses métalliques dans le corps ?	Haben Sie Metall am oder im Körper?
Pratiquez-vous une activité physique régulière ?	Treiben Sie Sport?
Avez-vous déjà eu une rupture des tendons ?	Haben Sie das Gelenk schon einmal ausgekugelt?
Avez-vous déjà une fracture des os ?	Haben Sie sich schon mal einen Knochen gebrochen?
Vos articulations sont-elles douloureuses quand il fait froid ?	Schmerzen die Gelenke, wenn es kalt ist?
Quand avez-vous mal au tendons ?	Wann schmerzen die Gelenke?
Avez-vous une raideur matinale dans les jambes ?	Haben Sie morgens Steifigkeit in den Beinen?
Avez-vous des tremblements dans les mains ?	Zittern Ihre Hände?
Avez-vous une maladie musculaire ?	Haben Sie eine Muskelkrankheit?
Avez-vous une maladie osseuse ?	Haben Sie eine Knochenkrankheit?

Psychiatrie et médecine psychosomatique

Psychiatrie und Psychosomatik

Qui vous a référé vers nous ?	Wie sind Sie zu uns gekommen?
Pour quelle raison principalement ?	Was ist Ihr Hauptproblem?
Quel a été le déclencheur ?	Was war der Auslöser?
Quand est-ce que cela a commencé ?	Wann hat es angefangen?
Avez-vous peur ?	Haben Sie Angst?
Avez-vous pensé à vous faire du mal ?	Haben Sie den Gedanken sich etwas anzutun?
Avez-vous souvent été déprimé / mélancolique / désespéré ?	Haben Sie sich oft niedergeschlagen/schwermütig/hoffnungslos gefühlt?
Avez-vous ressenti un manque d'intérêt / de plaisir lors de la pratique d'activités que vous aimez habituellement ?	Haben Sie wenig Interesse/Freude an Tätigkeiten gehabt?
Avez-vous une maladie mentale ?	Haben Sie eine psychische Krankheit?
Quelle maladie avez-vous ?	Welche Krankheit haben Sie?
Avez-vous déjà reçu un traitement psychiatrique ?	Waren Sie schon einmal in psychiatrischer Behandlung?
Vivez-vous en couple ?	Leben Sie in einer Partnerschaft?
Où habitez-vous ?	Wo leben Sie?
Êtes-vous endetté ?	Haben Sie Schulden?
Avez-vous déjà essayé de vous suicider?	Haben Sie schon einmal versucht sich umzubringen?
Avez-vous déjà envisagé de faire du mal à vous-même ou à d'autres personnes ?	Planen Sie sich oder andere Menschen zu verletzen?
Pourquoi avez-vous tenté de vous suicider ?	Warum haben Sie versucht sich umzubringen?

Avez-vous des métaux dans votre corps ?	Haben Sie Metall am oder im Körper?
Avez-vous des allergies ?	Haben Sie Allergien?
Avez-vous d'autres problèmes de santé?	Haben Sie andere Erkrankungen?
Y a-t-il des maladies psychiatriques dans votre famille ?	Gibt es in Ihrer Familie psychiatrische Erkrankungen?
Avez-vous de l'appétit ?	Haben Sie Appetit?
Avez-vous des troubles du sommeil ?	Haben Sie Schlafprobleme?
Avez-vous des sautes d'humeur tout au long de la journée ?	Haben Sie Stimmungsschwankungen im Tagesverlauf?
Souffrez-vous d'un trouble sexuel ?	Leiden Sie unter einer sexuellen Störung?
Votre poids a t-il changé récemment ?	Wie hat sich Ihr Gewicht in letzter Zeit verändert?
Fumez-vous ?	Rauchen Sie?
Buvez-vous de l'alcool ?	Trinken Sie Alkohol?
Quelle quantité ?	Wieviel?
Quels médicaments prenez-vous ?	Welche Medikamente nehmen Sie?
À quelle dose ?	Wie ist die Dosierung?
Quel genre de personne êtes-vous ?	Was für ein Mensch sind Sie?
Comment vous décririez-vous ?	Wie würden Sie sich selbst beschreiben?
Pleurez-vous régulièrement ?	Weinen Sie regelmäßig?
Comment votre vie sociale a t-elle évoluée ?	Haben sich Ihre sozialen Interessen verändert?
Avez-vous des difficultés à vous concentrer durant les conversations ?	Haben Sie Probleme sich bei Konversationen zu konzentrieren?
Vous sentez-vous persécuté ?	Fühlen Sie sich verfolgt?

Entendez-vous des voix que les autres n'entendent pas ?	Hören Sie Stimmen, die andere nicht hören?
Avez-vous peur des espaces restreints?	Haben Sie Angst vor engen Räumen?

Neurologie | Neurologie

Avez-vous une maladie neurologique ?	Sind bei Ihnen neurologische Erkrankungen bekannt?
Y a-t-il dans votre famille des troubles neurologiques connus ?	Sind in Ihrer Familie neurologische Erkrankungen bekannt?
Quand les symptômes ont-ils commencé ?	Wann haben die Symptome angefangen?
Est-ce que les douleurs sont aiguës, diffuses, pendant un effort ou au repos?	Haben die Symptome akut, schleichend, bei Belastung oder in Ruhe angefangen?
Est-ce que les symptômes augmentent?	Sind die Symptome zunehmend?
Est-ce que les symptômes diminuent ?	Sind die Symptome abnehmend?
Les symptômes sont-ils irréguliers ?	Treten die Symptome unregelmäßig auf?
Avez-vous des vertiges ?	Haben Sie Schwindel?
Pouvez-vous décrire vos vertiges ?	Wie ist der Schwindel?
Les symptômes se produisent-ils au cours d'un exercice physique, lorsque vous bougez ou sans raison apparente?	Treten die Symptome bei Belastung, bei Bewegung oder spontan auf?
Avez-vous une maladie mentale ?	Haben Sie psychische Erkrankungen?
Avez-vous des problèmes de santé internes ?	Haben Sie Erkrankungen der inneren Organe?
Ce probleme de santé a t-il été traité par le passé ?	Wurde die Krankheit therapiert?
À quoi ressemle la crise ?	Wie sah der Anfall aus?
Les deux côtés du corps sont-ils affectés ?	Waren beide Körperseiten betroffen?

Avez-vous reçu un coup à la tête ?	Kam es zu einer Erschütterung des Kopfes?
Est que les yeux se retournent ?	Haben sich die Augen verdreht?
Combien de temps durent la crise ?	Wie lang war der Anfall?
À quelle fréquence apparaissent les crises ?	Wie oft kam es zu Anfällen?
Avez-vous de la fièvre ?	War Fieber vorhanden?
Avez-vous vomis ?	Kam es zu Erbrechen?
Êtes-vous sensible à la lumière ?	Bestand Lichtempfindlichkeit?
Quelle impression générale avez-vous de l' enfant ?	Wie war Ihr Gesamteindruck des Kindes?
Les symptômes se sont-ils produits par le passé ?	Ist die Symptomatik schon einmal aufgetreten?
Qu'avez-vous pensé quand vous avez vu l'enfant présenter ces symptômes ?	Was dachten Sie, als Sie das Kind mit diesen Symptomen gesehen haben?
Y a t-il d'autres maladies ou symptômes ?	Bestehen andere Erkrankungen oder Symptome?
Des médicaments sont-ils pris régulièrement ?	Werden regelmäßig Medikamente eingenommen?
Un médicament a t-il déjà été administré ?	Wurden bereits Medikamente eingenommen?
Est-ce que d'autres membres de la famille ont également des crises ?	Haben andere Familienangehörige Krampfanfälle?
Avez-vous un certificat de vaccination?	Haben Sie einen Impfpass?
Avez-vous un carnet de santé ?	Haben Sie ein Untersuchungsheft?
Avez vous perdu la sensation à cet endroit ?	Haben Sie das Gefühl in diesem Bereich verloren?
Avez-vous des problèmes de vision ?	Haben Sie Probleme mit dem Sehen?
Avez-vous des troubles sensoriels ?	Haben Sie Sensibilitätsstörungen?
Avez-vous des difficultés à marcher ?	Haben Sie Probleme beim Gehen?

Veuillez appuyez contre ma main.	Bitte drücken Sie gegen meine Hand.
Avez-vous des problèmes au niveau du goût ?	Haben Sie Probleme mit dem Schmecken?
Avez-vous des problèmes d'audition ?	Haben Sie Probleme mit dem Hören?
Avez-vous des problèmes à garder l'équilibre ?	Haben Sie Probleme das Gleichgewicht zu halten?
Avez-vous des problèmes de mémoire?	Haben Sie Probleme mit dem Gedächtnis?

Histoire de la douleur — Schmerzanamnese

Avez-vous des douleurs ?	Haben Sie Schmerzen?
Les douleurs sont-elles quotidiennes ?	Sind Sie durch die Schmerzen im Alltag beeinträchtigt?
À quelle fréquence avez-vous des douleurs ?	Wie oft haben Sie schmerzen?
À combien évaluerez vous l'intensité de votre douleur sur une échelle de zéro à dix, zéro signifiant aucune douleur ?	Wie stark sind Ihre Schmerzen auf einer Skala von Null bis Zehn, wenn Null keine Schmerzen sind?
La douleur dépend t'elle du moment de la journée ou du climat ?	Ist der Schmerz von der Tageszeit abhängig?
Qu'est-ce qui a déclenché la douleur ?	Wie wurde der Schmerz ausgelöst?
Quand la douleur est-elle apparu ?	Seit wann?
À quel point la douleur est-elle forte ?	Wie stark?
Pouvez-vous décrire la douleur que vous ressentez ?	Wie fühlt sich der Schmerz an?
La douleur est-elle constante ou brève?	Ist der Schmerz dauernd oder intermittierend?
La douleur s'est-elle déplacée ou a t'elle changé récemment ?	Hat sich der Schmerz verlagert?
La douleur irradie-t-elle dans d'autres zones du corps ?	Strahlt der Schmerz in andere Körperbereiche aus?

Avez-vous subi un traumatisme ou un choc violent ?	Gab es Traumata oder Gewalteinwirkungen?
Avez-vous déjà été opéré ?	Wurden Sie schon einmal operiert?
Avez-vous de la fièvre ?	Haben Sie Fieber?
Avez-vous des vomissements ou des nausées ?	Haben Sie Übelkeit oder erbrochen?
Toussez-vous ?	Haben Sie Husten?
Avez-vous des changements sur la peau ?	Haben Sie Hautveränderungen?
Quand avez-vous mangé pour la dernière fois ?	Wann haben Sie gegessen?
Quelle quantité avez-vous mangé ?	Wieviel haben Sie gegessen?
Qu'avez-vous mangé ?	Was haben Sie gegessen?
Quand avez-vous digéré pour la dernière fois ?	Wann war Ihr letzter Stuhlgang?
Avez-vous eu la diarrhée ?	Hatten Sie Durchfall?
Comment étaient la couleur et l'odeur de vos selles ?	Wie waren die Farbe und der Geruch?
Quand avez-vous uriné pour la dernière fois ?	Wann haben Sie das letzte Mal uriniert?
Avez-vous des douleurs quand vous urinez ?	Haben Sie Schmerzen beim Urinieren?
Quelles sont la couleur et l'odeur de l'urine ?	Wie sind die Farbe und der Geruch des Urins?
Avez-vous actuellement vos règles ?	Haben Sie gerade Ihre Regel?
Avez-vous des allergies ou des intolérances ?	Haben Sie Allergien oder Unverträglichkeiten?
Avez-vous d'autres maladies ?	Haben Sie sonst irgendwelche Erkrankungen?
Prenez-vous des médicaments ?	Nehmen Sie Medikamente?
Avez-vous pris des médicaments aujourd'hui ?	Wurden heute Medikamente eingenommen?

Avez-vous des douleurs dans cette zone du corps ?	Haben Sie an dieser Stelle Schmerzen?

Histoire sociale

Sozialanamnese

Quel est votre nom ?	Wie heißen Sie?
Quel âge avez-vous ?	Wie alt sind Sie?
Quel est votre sexe ?	Was ist Ihr Geschlecht?
Quel est votre état civil ?	Wie ist Ihr Familienstand?
Avec qui vivez-vous ?	Mit wem leben Sie zusammen?
Quel est votre plus haut niveau d'étude ?	Was ist Ihr höchster Bildungsabschluss?
Quelle est votre profession ?	Was ist Ihr erlernter Beruf?
Que faites-vous dans la vie ?	Was arbeiten Sie?
Où travaillez-vous ?	Wo arbeiten Sie?
Combien d'heures travaillez-vous par semaine ?	Wie viele Stunden arbeiten Sie pro Woche?
Depuis quand ne pouvez-vous plus travailler ?	Seit wann können Sie nicht arbeiten?
Pourquoi ne pouvez-vous pas travailler?	Warum können Sie nicht arbeiten?
Êtes-vous à la retraite ?	Sind Sie Rentner?
Avez-vous assez d'argent pour vivre ?	Haben Sie genug Geld?
Êtes-vous actuellement malade ?	Sind Sie derzeit krank?
Pratiquez-vous une activité physique régulière ?	Machen Sie Sport?
Quel sport pratiquez-vous ?	Welchen Sport treiben Sie?
Quels sont vos loisirs ?	Was sind Ihre Hobbys?

Examen clinique	Körperliche Untersuchung
Entrez.	Kommen Sie herein.
Je veux vous examiner.	Ich möchte Sie untersuchen.
Je vais vous faire une injection intraveineuse.	Ich werde Ihnen eine intravenöse Nadel geben.
Allongez-vous s'il vous plaît.	Bitte legen Sie sich hin.
Levez-vous.	Bitte stellen Sie sich hin.
Ouvrez la bouche s'il vous plaît.	Bitte öffnen Sie den Mund.
Déshabillez-vous s'il vous plaît.	Bitte entkleiden Sie sich.
Détendez-vous.	Entspannen Sie sich.
Respirez profondément.	Atmen Sie tief ein.
Retenez votre souffle s'il vous plaît.	Halten Sie die Luft an.
Toussez fort.	Husten Sie stark.
Faites ce mouvement s'il vous plaît.	Bitte machen Sie mir folgende Bewegung nach.
Suivez mon doigt s'il vous plaît.	Bitte schauen Sie auf meinen Finger.
Montrez-moi où vous avez mal.	Bitte zeigen Sie mir die Stelle an Ihrem Körper.
Fermez les yeux s'il vous plaît.	Bitte schließen Sie die Augen.
Je vais prendre votre pouls.	Ich möchte den Puls messen.
Je vais mesurer votre pression artérielle.	Ich möchte den Blutdruck messen.
Je vais prendre votre température.	Ich möchte die Temperatur messen.
Tirez la langue.	Strecken Sie die Zunge heraus.
Poussez contre ma main.	Drücken Sie gegen meine Hand.
Appuyez sur ma main.	Drücken Sie meine Hand.

Bonne nuit.   Gute Nacht.

Français	Espanol
Les Urgences	**Emergencias**
À l'aide	Ayuda
Avez vous besoin d'aide ?	¿Necesita ayuda?
Y at-il un risque pour les aidants ?	¿Existe algún riesgo para los ayudantes?
Obtenez de l'aide.	Consiga ayuda.
Appellez un medecin.	Llame a un médico.
Appellez la police.	Llame a la policía.
Appelez les pompiers.	Llame a los bomberos.
Où se trouve l'hôpital le plus proche ?	¿Dónde está el hospital más cercano?
Y a-t-il une urgence ?	¿Hay una emergencia?
Qu'est-il arrivé ?	¿Qué pasó?
Où cela s'est-il passé ?	¿Dónde ocurrió?
Quand est-ce arrivé ?	¿Cuándo sucedió?
Quel a été l'élément déclencheur ?	¿Cuál fue el detonante?
Y at-il des informations médicales importantes sur la personne concernée?	¿Hay alguna información médica importante acerca de la persona afectada?
Quels sont les symptômes ?	¿Cuáles son los síntomas?
Y a-t-il des douleurs à la poitrine ?	¿Hay dolor en el pecho?
Combien de personnes sont blessées ?	¿Cuántas personas están heridas?
La personne a-t-elle des allergies ?	¿Tiene alergias la persona afectada?
La personne concernée prend t'elle un médicament anti-coagulants ?	¿Está tomando la persona afectada medicación anticoagulante?

La personne concernée prend t'elle des médicaments ?	¿Está tomando medicación la persona afectada?
Y at-il des médicaments d'urgence ?	¿Hay medicamentos de emergencia?
Y at-il eu usage de drogues illicites ?	¿Se tomaron drogas ilegales?
La personne a t'elle été opérée récemment ?	¿La persona fue operada recientemente?
Quand est-ce que la personne a mangé pour la dernière fois ?	¿Cuándo comió la persona por última vez?
Qu'a t'elle mangé ?	¿Qué comió?
Comment se fait-il à l'événement ?	¿Cómo se llegó a la situación en cuestión?
Que s'est il passé juste avant ?	¿Qué sucedió inmediatamente antes?
La personne concernée souffre t'elle d'une maladie quleconque ?	¿Tiene alguna enfermedad la persona afectada?
La personne concernée souffre t'elle de diabete ?	¿La persona afectada es diabética?
Est-ce que la personne concernée souffre d'une maladie métabolique ?	¿La persona afectada tiene alguna enfermedad metabólica?
Est-ce que la personne concernée souffre d'une maladie cardiaque ?	¿La persona afectada tiene alguna enfermedad del corazón?
Quel a été le déclencheur ?	¿Cuál fue el detonante?
la personne concernée a t'elle des facteurs risque ?	¿Tiene la persona factores de riesgo médico?

Déclarations utiles

Declaraciones útiles

Bonjour	Hola
Mon nom est	Me llamo
Quel est votre nom ?	¿Cuál es tu nombre?
N'ayez aucune crainte	No tenga miedo.
Je veux vous aider.	Quiero ayudarle.

Entrez.	Adelante.
Parlez lentement s'il vous plait.	Por favor, hable despacio.
Veuillez répéter.	Por favor, repita eso.
Je ne comprends pas cela.	No entiendo eso.
Oui	Sí
Non	No
peut-être	Quizás
Je ne sais pas.	No lo sé.
Je vous remercie	Gracias
Au revoir	Adiós
Demain	Mañana
Aujourd'hui	Hoy
Hier	Ayer
J'ai besoin d'aide.	Necesito ayuda.
J'ai besoin d'un medecin.	Necesito un médico.
Êtes-vous d'accord ?	¿Está de acuerdo?
Urgence	Emergencia
Accident	Accidente
Feu	Fuego
aucun problème	No hay problema
Je suis malade.	Estoy enfermo.
Je suis en bonne santé.	Estoy sano.
j'ai besoin	Necesito

J'aimerais	Me gustaría
Vous devez	Tiene que
Avez-vous des questions ?	¿Tiene preguntas?
J'ai un problème.	Tengo un problema.
J'ai mal.	Tengo dolor.
Je besoin de médicaments.	Necesito medicación.
Où se trouve l'hôpital le plus proche ?	¿Dónde está el hospital más cercano?
Je reviens tout de suite.	Vuelvo enseguida.
Détendez vous.	Relájese.
Ici	Aquí
Là	Ahí
Police	Policía
Zéro	Cero
Un	Uno
Deux	Dos
Trois	Tres
Quatre	Cuatro
Cinq	Cinco
Six	Seis
Sept	Siete
Huit	Ocho
Neuf	Nueve
Dix	Diez

Secondes	Segundos
Minutes	Minutos
Heures	Horas
Journées	Días
Semaines	Semanas
Mois	Meses
Années	Años
Personnes	Gente

Allaitement	**Enfermería**
Salut, je suis votre infirmier (infirmière) et mon nom est	Hola, soy su enfermera/o y me llamo
Quel est votre nom ?	¿Cómo se llama?
Quel âge avez-vous ?	¿Cuántos años tiene?
Quelles langues parlez-vous ?	¿Qué idiomas habla?
Parlez-vous ma langue ?	¿Habla mi idioma?
Asseyez-vous s'il vous plaît.	Siéntese, por favor.
Levez-toi s'il vous plaît.	Póngase de pie, por favor.
Inspirez	Aspire
Expirez	Exhale
Je veux vous aider.	Quiero ayudarle.
Comment allez-vous ?	¿Cómo está?
Pourquoi etes-vous ici ?	¿Por qué está aquí?

À combien évaluerez vous l'intensité de votre douleur sur une échelle de zéro à dix, zéro signifiant aucune douleur ?	¿Cómo de intenso es su dolor en una escala del cero al diez, correspondiendo cero a la ausencia de dolor?
Avez-vous besoin d'aide ?	¿Necesita ayuda?
Avez-vous besoin d'aide pour manger ?	¿Necesita ayuda para comer?
Avez-vous besoin d'aide pour votre hygiène personnelle ?	¿Necesita ayuda con la higiene personal?
Avez-vous besoin d'aide pour utiliser les toilettes ?	¿Necesita ayuda para utilizar el inodoro?
Avez-vous besoin d'aide pour vous habiller ?	¿Necesita ayuda para vestirse?
Pouvez-vous marcher ?	¿Puede caminar?
Avez-vous des allergies aux médicaments ?	¿Tiene alguna alergia a medicamentos?
Quelles maladies avez-vous ?	¿Qué enfermedades tiene?
Avez-vous mal ?	¿Tiene dolor?
Avez-vous besoin d'antalgiques ?	¿Necesita analgésicos?
Avez-vous besoin de somnifères ?	¿Necesita pastillas para dormir?
Avez-vous faim ?	¿Tiene hambre?
Où est-ce que ça fait mal ?	¿Dónde le duele?
Est-ce que la douleur est devenu plus forte ?	¿El dolor se volvió más fuerte?
Depuis quand avez-vous ces symptômes ?	¿Desde cuándo tiene estos síntomas?
Etes-vous enceinte ?	¿Está embarazada?
Avez-vous des nausées ?	¿Tiene náuseas?
Prenez vous des médicaments ?	¿Está tomando alguna medicación?
Avez-vous besoin de médicaments ?	¿Necesita medicación?

Avez-vous été à l'hôpital ?	¿Ha estado anteriormente en el hospital?
Avez-vous été aux toilettes ?	¿Ha ido al inodoro?
Voulez-vous aller à la salle de bain ?	¿Le gustaría ir al baño?
Je veux vous laver.	Permítame lavarlo.
Je veux vous déplacer.	Quiero moverle.
Je veux prendre votre pouls.	Quiero tomarle el pulso.
Je veux mesurer votre pression artérielle.	Quiero medirle la presión arterial.
Je veux prendre votre température.	Quiero medirle la temperatura.
Je veux voir le bandage.	Quiero ver el vendaje.
Nous vous examinerons régulièrement.	Vamos a verlo regularmente.
Veuillez prendre ces médicaments.	Por favor, tome estos medicamentos.
Appuyez sur le bouton si vous avez besoin d'aide.	Pulse el botón si necesita ayuda.
Appellez à l'aide avant de vous lever.	Llame para pedir ayuda antes de levantarse.
Je vais vous faire une injection.	Le voy a poner una inyección.
Avez-vous besoin d'autre chose ?	¿Necesita algo más?
Bonne nuit	Buenas noches
Je vous souhaite bonne chance.	Le deseo buena suerte.

Histoire médicale générale   Historia médica general

Bonjour, je suis votre médecin et mon nom est	Hola, soy el médico y mi nombre es
Quelle est votre profession ?	¿En qué trabaja?
Où travaillez vous ?	¿Dónde trabaja?
Pourquoi etes-vous venu ?	¿Por qué acudió a nosotros?

Quels sont vos symptômes ?	¿Cuáles son sus síntomas?
Depuis quand avez-vous ces symptômes ?	¿Desde cuándo tiene estos síntomas?
Quel votre ton nom ?	¿Cuál es su nombre?
Quel âge avez-vous ?	¿Cuántos años tiene?
Quelle est votre taille et quel est votre poids corporel ?	¿Cuánto mide y cuál es su peso corporal?
Etes-vous blessé ?	¿Está herido?
Etes-vous malade ?	¿Está enfermo?
Avez-vous déjà été opéré ?	¿Le han operado alguna vez?
Avez-vous des allergies ?	¿Tiene alergias?
Avez-vous des nausées ou des vomissements ?	¿Tiene náuseas o vómitos?
Avez-vous d'autres maladies ?	¿Tiene otras enfermedades?
Avez-vous mal ?	¿Tiene dolor?
Prenez-vous des médicaments ?	¿Está tomando alguna medicación?
Avez été à l'étranger au cours des six derniers mois ?	¿Ha estado en el extranjero en los últimos seis meses?
Quels vaccins avez-vous eu ?	¿Qué vacunas tiene?
Vos selles ressemblent a quoi ?	¿Qué aspecto tienen sus heces?
Qu'avez-vous mangé ces derniers jours?	¿Qué ha comido en los últimos días?
Avez-vous de la fièvre ?	¿Tiene fiebre?
Avez-vous perdu involontairement du poids au cours des six derniers mois ?	¿Ha perdido peso involuntariamente en los últimos seis meses?
Avez-vous transpirer au point de devoir vous changer durant les nuits ?	¿Suda tanto por la noche que tiene que cambiarse de ropa?
Y a-t-il des maladies dans votre famille proche ?	¿Hay alguna enfermedad en su familia cercana?

Y at-il des maladies génétiques dans votre famille ?	¿Hay enfermedades genéticas en su familia?
Est-ce que vous fumez ?	¿Fuma?
Est-ce que vous consomez de l'alcool ?	¿Bebe alcohol?
Êtes-vous sexuellement actif ?	¿Es sexualmente activo/a?
Etes-vous enceinte ?	¿Está embarazada?
Prenez-vous des médicaments ?	¿Toma medicamentos?
Avez-vous une dépendance ?	¿Tiene alguna adicción?
Faites-vous du sport ?	¿Hace deporte?
Avez-vous des parents qui peuvent vous aider ?	¿Tiene familiares que le puedan ayudar?
Souffrez-vous d'un handicap ?	¿Tiene alguna discapacidad?
Quel est votre numéro de téléphone ?	¿Cuál es su número de teléfono?
Quel médecin vous a envoyé ici ?	¿Qué médico le envió aquí?
Qui est votre médecin de famille ?	¿Quién es su médico de familia?
Y a-t-il des maladies dans votre environnement ?	¿Hay alguna enfermedad en su entorno?
Avez-vous des contacts avec des animaux ?	¿Tiene contacto con animales?
Travaillez-vous avec la nourriture ?	¿Trabaja usted con alimentos?
Quels sont vos loisirs ?	¿Cuáles son sus aficiones?
Avez-vous des contacts avec des substances toxiques ?	¿Tiene contacto con sustancias tóxicas?
Avez-vous pris des médicaments avant l'apparition des symptômes ?	¿Ha tomado medicamentos antes del inicio de los síntomas?
Avez-vous voyagé récemment ?	¿Ha viajado recientemente?
Où avez-vous voyagé ?	¿A dónde viajó?

Pour combien de temps avez-vous voyager ?	¿Cuánto tiempo estuvo de viaje?
Quand avez-vous voyagé ?	¿Cuándo viajó?
Qu'avez-vous fait pendant votre voyage ?	¿Qué hizo usted en su viaje?
Avez-vous eu des contacts avec la population locale ?	¿Ha tenido contacto con la población local?
Souffrez-vous de la tuberculose ?	¿Está sufriendo de tuberculosis?
Avez-vous le VIH ou le sida ?	¿Tiene VIH o SIDA?
Avez-vous l'hépatite ?	¿Tiene usted hepatitis?
Avez-vous contact avec les immigrés ?	¿Tiene contacto con los inmigrantes?
Êtes-vous homosexuel ?	¿Es usted homosexual?

Médecine interne / Medicina Interna

Quels sont les symptômes actuels ?	¿Cuáles son sus síntomas actuales?
Veuillez décrire vos symptômes.	Por favor, describa sus síntomas.
Quand les symptômes ont-ils commencé ?	¿Cuándo comenzaron los síntomas?
Comment sont apparu les symptômes?	¿Cúal fue el curso de los síntomas?
Quelle était l'intensité des symptômes?	¿Cuál fue la intensidad de los síntomas?
Y avait-il un déclencheur pour les symptômes ?	¿Hubo un desencadenante de los síntomas?
Comment est votre respiration ?	¿Cómo es su respiración?
A quand remonte le diagnostic ?	¿Cuándo se le hizo el diagnóstico?
Comment a évolué la maladie jusqu'à présent ?	¿Cómo fue la evolución de la enfermedad hasta ahora?
Quelle a été la fréquence des crises précédentes ?	¿Cuál fue la frecuencia de los ataques anteriores?

Y avait-il une aggravation de la maladie?	¿Ha habido un empeoramiento de la enfermedad?
Y a t-il eu un test pris ?	¿Se realizó una prueba?
Y a-t-il des allergies ?	¿Hay algún tipo de alergia?
Quels sont les symptômes de l'allergie?	¿Cuáles son los síntomas de alergia?
À quelle fréquence avez-vous des symptômes de l'allergie ?	¿Con qué frecuencia tiene síntomas de alergia?
Est-ce que l'allergie a déjà été examinée par un médecin ?	¿Ha sido ya la alergia examinada por un médico?
Des médicaments ont t'il été administrés ?	¿Se han administrado medicamentos?
Avez-vous un inhalateur ?	¿Tiene un inhalador?
Prenez-vous des médicaments régulièrement ?	¿Toma medicación regularmente?
Est-ce que ces symptômes se sont déjà produient dans le passé ?	¿Se produjeron estos síntomas ya en el pasado?
Y at-il un livré de santé ?	¿Hay un historial médico?
Avez-vous un certificat de vaccination?	¿Tiene un certificado de vacunación?
Avez-vous peur ?	¿Tiene miedo?
Depuis quand avez-vous eu de la fièvre?	¿Desde cuándo hay fiebre?
Quelle est l'intensité la fièvre ?	¿Cómo de alta es la fiebre?
Êtes-vous somnolent ?	¿Tiene sueño?
Votre attention est-elle altérée ?	¿Se ha deteriorado su capacidad de atención?
Comment est votre comportement en ce qui concerne la consommation d'alcool ?	¿Cómo es el consumo de alcohol?
Quand était la dernière fois ou vous avez uriner ?	¿Cuándo fue la última vez que orinó?

Comment étaient la couleur et l'odeur de l'urine ?	¿Cómo eran el color y el olor de la orina?
Avez vous la diarrhée ?	¿Hay diarrea?
Etes vous constipé ?	¿Tiene el estreñimiento?
Y-a-t-il eu une perte de poids ?	¿Se produjo pérdida de peso?
Quel était votre poids avant la maladie?	¿Cuál era su peso antes de la enfermedad?
Avez vous été en contact avec des malades ?	¿Estuvo allí en contacto con personas enfermas?
Avez-vous eu ces symptômes auparavant ?	¿Ha tenido estos síntomas antes?
Avez vous des malades dans la famille?	¿Hay gente enferma en la familia?
Avez-vous des brûlures d'estomac ?	¿Tiene ardor de estómago?
Avez-vous des douleurs abdominales ?	¿Tiene dolor abdominal?
Avez-vous la diarrhée ?	¿Tiene diarrea?
Quelle est votre type alimentation ?	¿Cómo es su nutrición?
Avez-vous d'autres conditions médicales ?	¿Tiene algún otro problema médico?
Prenez-vous des antibiotiques ?	¿Toma antibióticos?
Avez-vous remarqué des changements physiques au cours de l'ingestion de certains aliments ?	¿Nota usted cambios físicos durante la ingestión de ciertos alimentos?
Comment se passe le développement des symptômes ?	¿Cómo es el desarrollo de los síntomas?
Avez-vous mal ?	¿Siente dolor?
Avez-vous de la fièvre ?	¿Tiene fiebre?
Vous sentez-vous faible ?	¿Se siente débil?
Avez-vous des nausées ?	¿Tiene náuseas?
Avez-vous vomi ?	¿Ha vomitado?

Y at-il une décoloration des selles ou de l'urine ?	¿Hay decoloración de las heces o la orina?
Votre poids a-t-il changé ces derniers temps ?	¿Ha cambiado su peso en los últimos tiempos?
Quelles sont les maladies que vous avez eu dans le passé ?	¿Qué enfermedades ha tenido en el pasado?
Prenez-vous des drogues illicitess ?	¿Toma drogas ilegales?
Avez-vous été dans d'autres pays ces derniers temps ?	¿Ha estado en otros países últimamente?
Consomez-vous de l'alcool ?	¿Bebe alcohol?
Est-ce que vous prenez des médicaments ?	¿Está tomando alguna medicación?
Avez-vous déjà reçu des transfusions sanguines ?	¿Alguna vez ha recibido transfusiones de sangre?
La couleur de votre peau a t'elle changé ?	¿Ha cambiado su color de piel?
Buvez-vous du café ?	¿Bebe café?
Prenez-vous des laxatifs ?	¿Toma laxantes?
Mangez-vous sainement ?	¿Come sano?
Veuillez me montrer la partie du corps.	Por favor, muéstreme la parte del cuerpo.
Y a-t-il des problèmes ou des anomalies dans les reins ou les organes urinaires ?	¿Hay algún problema o anormalidades en el riñón o en los órganos urinarios?

Chirurgie	Cirugía
Nous devons opérer.	Tenemos que operar.
N'ayez pas peur.	No tenga miedo.
Avez-vous reçu un traitement médical ces derniers temps ?	¿Ha recibido tratamiento médico últimamente?
Prendez-vous des médicaments ?	¿Está tomando alguna medicación?

Avez-vous un trouble du saignement ?	¿Tiene algún trastorno de la coagulación?
Avez-vous une allergie ?	¿Tiene alguna alergia?
Avez-vous une maladie infectieuse ?	¿Tiene alguna enfermedad infecciosa?
Avez-vous une maladie cardiovasculaire ?	¿Tiene alguna enfermedad cardiaca o circulatoria?
Avez-vous une maladie des voies respiratoires ou les poumons ?	¿Tiene alguna enfermedad de las vías respiratorias o de los pulmones?
Avez-vous une maladie du système digestif ?	¿Tiene alguna enfermedad del sistema digestivo?
Avez-vous un trouble métabolique ?	¿Tiene algún trastorno metabólico?
Avez-vous un trouble du système nerveux ?	¿Tiene algún trastorno del sistema nervioso?
Avez-vous un glaucome ?	¿Tiene glaucoma?
Avez-vous d'autres maladies ?	¿Tiene alguna otra enfermedad?
Avez-vous déjà eu une tumeur ?	¿Alguna vez ha tenido un tumor?
Avez-vous eu une maladie des yeux ?	¿Ha tenido alguna enfermedad de los ojos?
Votre thyroïde est elle malade ?	¿Está enferma su tiroides?
Avez-vous déja été opéré auparavant ?	¿Ha sido operado antes?
Avez-vous des implants dans le corps ?	¿Lleva algún implante en el cuerpo?
Avez-vous de fausses dents ?	¿Tiene dentadura postiza?
Avez-vous déjà eu une occlusion vasculaire ?	¿Alguna vez ha tenido una oclusión vascular?
Avez-vous déjà eu une altération de la cicatrisation ?	¿Ha tenido problemas de cicatrización de heridas?
Pourriez-vous être enceinte ?	¿Podría estar embarazada?
Avez-vous été vacciné contre le tétanos ?	¿Le han vacunado contra el tétanos?

Anesthésiologie	Anestesiología
Quel âge avez-vous ?	¿Cuántos años tiene?
Quelle est votre taille ?	¿Cuánto mide?
Quel est votre poids corporel ?	¿Cuál es su peso corporal?
Êtes-vous un homme ou une femme ?	¿Es hombre o mujer?
Quel est votre travail ?	¿En qué trabaja?
Avez-vous eu une infection au cours des quatre dernières semaines ?	¿Ha tenido usted una infección en las últimas cuatro semanas?
Si oui, la quelle ?	En caso afirmativo, ¿cuál?
Avez-vous déjà eu une maladie infectieuse comme le VIH ou la tuberculose ?	¿Ha tenido alguna enfermedad infecciosa como el VIH o la tuberculosis?
Avez-vous reçu un traitement médical ces derniers temps ?	¿Ha recibido tratamiento médico últimamente?
Est-ce que vous prenez régulièrement des médicaments ?	¿Está tomando medicamentos regularmente?
Avez-vous déjà été opéré ?	¿Alguna vez ha sido operado?
Avez-vous déjà reçu une anesthésie générale, anesthésie loco-régionale ou anesthésie locale ?	¿Alguna vez ha recibido anestesia general, anestesia regional o local?
Y at-il déja eu des problèmes liés à l'anesthésie dans la famille proche ?	¿Ha habido problemas relacionados con la anestesia en la familia cercana?
Avez-vous ou vos proches la prédisposition à une forte fièvre pendant ou après l'anesthésie ?	¿Tiene usted o su familia predisposición a la fiebre alta durante o después de la anestesia?
Y at-il une tendance de nausées ou des vomissements ?	¿Existe una tendencia a las náuseas o vómitos?
Avez-vous déjà reçu une transfusion sanguine oude composants sanguins ?	¿Alguna vez ha recibido una transfusión de sangre o de sus componentes?

Y at-il une allergie quelconque tel que le rhume des foins ou l'asthme allergique ou l'intolérance à certaines substances ?	¿Hay una alergia como fiebre del heno, asma alérgica o intolerancia de ciertas sustancias?
Est-ce que l'essoufflements se produit pendant l'exercice physique ?	¿Sufre de disnea durante el ejercicio físico?
Y at-il une maladie respiratoire ou pulmonaire ?	¿Padece alguna enfermedad respiratoria o pulmonar?
Avez-vous de forts ronflements nocturnes, l'apnée du sommeil, la paralysie des cordes vocales ou une paralysie diaphragmatique ?	¿Sufre de ronquido nocturno intenso, apnea del sueño o parálisis de las cuerdas vocales o parálisis diafragmática?
Souffrez-vous d'une maladie vasculaire?	¿Sufre de alguna enfermedad vascular?
Avez-vous jamais eu une occlusion vasculaire par des caillots sanguins ?	¿Alguna vez tuvo una oclusión vascular por coágulos de sangre?
Avez-vous ou un membre de votre famille une tendance à saigner ?	¿Tiene usted o algún miembro de su familia una mayor tendencia a sangrar?
Avez-vous un trouble du système digestif ?	¿Tiene algún trastorno del sistema digestivo?
Souffrez-vous de brûlures d'estomac ?	¿Usted sufre de ardor de estómago?
Y a t'il une maladie du foie, de la vésicule biliaire ou des voies biliaires ?	¿Hay alguna enfermedad del hígado, la vesícula biliar o los conductos biliares?
Y at-il une maladie ou une anomalie dans les organes des reins ou des voies urinaires ?	¿Existe alguna enfermedad o anomalía en el riñón o en los órganos urinarios?
Avez-vous une maladie métabolique comme la goutte ou le diabète ?	¿Tiene alguna enfermedad metabólica como la gota o la diabetes?
Y at-il un trouble de la thyroïde ?	¿Tiene algún trastorno de la tiroides?
Y at-il une maladie musculaire, ou un trouble musculo-squelettique ?	¿Padece alguna enfermedad muscular o trastorno esquelético?
Y at-il un trouble du système nerveux ?	¿Tiene algún trastorno del sistema nervioso?
Y at-il une maladie des yeux ?	¿Padece alguna enfermedad ocular?

Y at-il d'autres maladies ?	¿Padece otras enfermedades?
Y a-t-il une condition particulière au niveau des dents ?	¿Tiene algún problema médico en los dientes?
Y at-il des implants dans le corps ?	¿Tiene implantes en el cuerpo?
Utilisez-vous régulièrement le tabac ?	¿Suele usted fumar?
Buvez-vous régulièrement de l'alcool ?	¿Toma usted alcohol con regularidad?
Prenez-vous des drogues illégales ?	¿Toma alguna droga ilegal?

Gynécologie et obstétrique   **Ginecología y obstetricia**

Nous devons opérer.	Tenemos que operar.
N'ayez pas peur.	No tenga miedo.
Nous n'allons pas faire de mal à votre enfant.	Su hijo no sufrirá ningún daño
Nous devons faire une césarienne.	Tenemos que realizar una cesárea.
Qui vous a envoyé chez nous ?	¿Quién le refirió a nosotros?
Qui est votre gynécologue ?	¿Quién es su ginecólogo?
Qui est votre médecin de famille ?	¿Quién es su médico de cabecera?
Quelle est la raison de votre visite ?	¿Cuál es el motivo de su visita?
Avez-vous des problèmes de santé ?	¿Cuáles son sus dolencias médicas preexistentes?
Avez-vous déjà été opéré ?	¿Le han operado alguna vez?
Est-ce que vous fumez ?	¿Fuma?
Buvez-vous régulièrement de l'alcool ?	¿Toma usted alcohol con regularidad?
Avez-vous des allergies ?	¿Tiene alergias?
Si oui, quelles allergies ?	Si es así, ¿qué alergias?
Quand a été votre dernier dépistage du cancer ?	¿Cuándo le detectaron cáncer por última vez?

Quelle est votre taille ?	¿Cuánto mide?
Quel est votre poids ?	¿Cuánto pesa?
Combien de grossesses avez-vous eues?	¿Cuántos embarazos ha tenido?
À combien d'enfants avez-vous donné naissance ?	¿Cuántos hijos ha tenido?
Y a-t-il eu des complications lors de l'accouchement ?	¿Hubo irregularidades en el parto?
Avez-vous actuellement vos règles ?	¿Se encuentra actualmente en su período de menstrual?
Quand avez-vous eu vos règles pour la première fois ?	¿Cuándo se produjo su primer período menstrual?
Avez-vous des douleurs avant ou pendant vos règles ?	¿Tiene dolor antes o durante el período menstrual?
À quand remonte la dernière fois que vous avez eu vos règles ?	¿Cuándo fue la última vez que tuvo su período menstrual?
Depuis quand êtes-vous ménopausée ?	¿Cuándo se produjo su menopausia?
Prenez-vous la pilule ?	¿Toma medicamentos para el control de la natalidad?
Quel médicament prenez-vous en ce moment ?	¿Qué medicamentos toma en la actualidad?
Prenez-vous d'autres hormones ?	¿Toma alguna otra hormona?
Avez-vous eu un cancer du sein ?	¿Ha tenido cáncer de mama?
Avez-vous eu un cancer des ovaires ?	¿Ha tenido cáncer de ovarios?
Avez-vous eu un cancer du col de l'utérus ?	¿Ha tenido cáncer de cuello de útero?
Avez-vous eu un cancer ?	¿Ha tenido cáncer?
Avez-vous eu d'autres cancers ?	¿Ha tenido algún otro tipo de cáncer?
De combien de semaines êtes-vous enceinte ?	¿Cuánto duró el embarazo en semanas?
Avez-vous déjà fait une fausse couche?	¿Alguna vez ha tenido un aborto espontáneo?

Quelle était la position du foetus ?	¿Cuál fue la posición del feto?
Combien de temps a duré la grossesse?	¿Cuál fue la duración y el curso del embarazo?
Avez-vous eu des difficultés ou des complications à l'accouchement ?	¿Hubo dificultades o complicaciones durante el parto?
À quoi ressemblait le liquide amniotique ?	¿En qué condiciones se encontraba el líquido amniótico?
Quel était le score d'Apgar ?	¿Cuál fue la puntuación de Apgar?
Quels ont été la longueure, le poids de l'enfant à la naissance et la circonférence de la tête à la naissance?	¿Cuáles fueron la longitud, el peso y la circunferencia de la cabeza al nacer?
Combien de grossesses avez-vous eues, y compris la grossesse actuelle ?	¿Cuántos embarazos ha tenido incluyendo el actual?
Combien d'enfants avez-vous, en comptant celui-ci ?	¿Cuántos hijos tiene?
Comment s'est passé votre grossesse ?	¿Cómo fue el curso del embarazo?
Avez-vous bu de l'alcool pendant la grossesse ?	¿Tomó alcohol durante el embarazo?
Avez-vous fumé pendant la grossesse ?	¿Ha fumado durante el embarazo?
Avez-vous consommé de la drogue au cours de la grossesse ?	¿Ha consumido drogas durante el embarazo?
Avez-vous pris des médicaments durant la grossesse ?	¿Ha tomado medicamentos durante el embarazo?
Y a t'il eu des complications durant la grossesse ?	¿Hubo alguna complicación durante el embarazo?
Avez-vous saigné durant la grossesse ?	¿Tubo sangrado durante el embarazo?
Avez-vous eu des contractions prématurées durant la grossesse ?	¿Hubo parto prematuro durante el embarazo?
Avez-vous eu d'autres maladies ?	¿Tiene alguna otra enfermedad?
Avez-vous le diabète ?	¿Tiene diabetes?
Quels vaccins avez-vous reçus ?	¿Qué vacunas ha recibido?

Avez-vous eu une infection durant la grossesse ?	¿Ha tenido alguna infección durante el embarazo?
Avez-vous fait un test de dépistage du streptocoque B ?	¿Se ha realizado alguna prueba para estreptococos del grupo B?
Quel est votre groupe sanguin et votre rhésus ?	¿Cuál es su grupo sanguíneo y factor?
Quel est le groupe sanguin du père et son Rhésus ?	¿Cuál es el tipo de sangre y factor del padre?

Pédiatrie / Pediatría

Quel âge a l'enfant ?	¿Qué edad tiene el niño?
Quel est le poids de l'enfant ?	¿Cuál es el peso corporal del niño?
Quelle est votre impression de l'enfant?	¿Cuál es su impresión acerca del niño?
À quelle dose avez-vous pris cette substance ?	¿Cuánto consumió de esta sustancia?
Le comportement de l'enfant a-t-il changé ?	¿Ha cambiado el comportamiento del niño?
Quelle substance a été prise ?	¿Qué sustancia consumió?
Quand la substance a-t-elle été prise ?	¿Cuándo se consumió la sustancia?
Avez-vous actuellement des symptômes ?	¿Qué síntomas presenta?
Quel était le poids de l'enfant à la naissance ?	¿Cuál fue el peso corporal al nacer?
Quelle était la taille de l'enfant à la naissance ?	¿Cuánto medía el niño al nacer?
Quelles maladies l'enfant a-t-il eu ?	¿Qué enfermedades infantiles tuvo?
Quels vaccins l'enfant at-il reçu ?	¿Qué vacunas tiene el niño?
Y a-t-il des maladies chroniques ?	¿Tiene enfermedades crónicas?
Comment se sent l'enfant ?	¿Cómo se siente el niño?
Depuis quand a t-il ces symptômes ?	¿Desde cuando presenta estos síntomas?

L'enfant a t-il souvent des vomissements et la diarrhée au cours de la journée ?	¿Suele tener vómitos y diarrea durante el día?
Comment se sont développé ses symptômes ?	¿Cómo se desarrollaron los síntomas?
Quelle est la texture des régurgitations?	¿Qué aspecto tiene el vómito?
Quelle est la texture de la diarrhée ?	¿Qué aspecto tiene la diarrea?
Quelle quantité de liquide l'enfant boit-il au cours de la journée ?	¿Cuánto líquido bebió el niño?
Avez-vous remarquer une changement du poids de l'enfant depuis le début des symptômes ?	¿Cómo varió el peso corporal desde que comenzaron los síntomas?
Y a t-il d'autres symptômes ?	¿Presenta algún otro síntoma?
Y a t-il de la fièvre ?	¿Tiene fiebre?
Y a t-il des allergies alimentaires connues ?	¿Es alérgico a algún alimento?
Des antibiotiques ont-ils été pris avant l'apparition des symptômes ?	¿Tomó antibióticos antes de presentar síntomas?
Comment était le vomi ?	¿Cómo fue el vómito?
Quelle quantité a été vomi ?	¿Cuánto vomitó?
Combien de fois a t-il vomi ?	¿Con qué frecuencia vomitó?
Qu'est-ce que l'enfant mange et boit ?	¿Qué come y toma el niño?
Est-ce que l'enfant a vomi ?	¿El niño vomita?
Quand l'enfant a t'il vomit ?	¿Cuándo vomitó el niño?
Qu'est ce que l'enfant a mangé ?	¿Cuánto come el niño?
Quelle quantité de liquide l'enfant a t'il bu ?	¿Cuánto bebe el niño?
À quelle fréquence la diarrhée se produit ?	¿Con qué frecuencia se produce la diarrea?

Y a t-il eu des changements dans les symptômes ?	¿Ha habido algún cambio en los síntomas?
Est-ce que l'enfant mange ?	¿Qué come el niño?
Est-ce que l'enfant boit encore ?	¿Todavía bebe el niño?
À combien monte la fièvre ?	¿Cómo es de alta la fiebre?
Quand a débuté la fièvre ?	¿Cuándo comenzó la fiebre?
Quand la fièvre s'est elle arrêtée ?	¿Cuándo dejó de tener fiebre?
L'enfant a t-il des douleurs ?	¿El niño tiene dolor?
Est-ce que l'enfant a des allergies ?	¿Tiene el niño alguna alergia?
Prend-il régulièrement des médicaments ?	¿Toma alguna medicación regularmente?
A t-il déjà pris des médicaments ?	¿Ya se ha administrado la medicación?
Les symptômes se sont-ils déjà produits par le passé ?	¿Los síntomas se presentaban ya en el pasado?
Y a t-il d'autres malades dans l'entourage ?	¿Hay otras personas enfermas en su entorno social?
L'enfant a t-il récemment été à l'étranger ?	¿Ha estado el niño en el extranjero recientemente?
Les frères et sœurs sont-ils en bonne santé ?	¿Están sanos sus hermanos actualmente?

Orthopédie / Ortopedía

Qui sont vos médecins traitants ?	¿Qué médicos lo tratan?
Avez-vous des allergies ou des intolérances ?	¿Tiene algún tipo de alergia o intolerancia?
Prenez-vous des anticoagulants ?	¿Toma medicamentos anticoagulantes?
Avez-vous des problèmes sanguins ?	¿Tiene algún trastorno de la coagulación?
Avez-vous déjà eu un ulcère à l'estomac ?	¿Alguna vez ha tenido una úlcera de estómago?

Avez-vous d'autres maladies ?	¿Tiene alguna otra enfermedad?
Est-ce que cette maladie a déjà été traitée ?	¿Ya ha sido tratada esta enfermedad?
Avez-vous déjà été opérée ?	¿Alguna vez ha sido operado?
Avez-vous des implants dans le corps ?	¿Tiene implantes en el cuerpo?
Avez-vous des prothèses métalliques dans le corps ?	¿Tiene algún tipo de metal en el cuerpo?
Pratiquez-vous une activité physique régulière ?	¿Hace ejercicio?
Avez-vous déjà eu une rupture des tendons ?	¿Alguna vez se dislocó una articulación?
Avez-vous déjà une fracture des os ?	¿Alguna vez se rompió un hueso?
Vos articulations sont-elles douloureuses quand il fait froid ?	¿Le duelen las articulaciones cuando hace frío?
Quand avez-vous mal au tendons ?	¿Cuándo le duelen las articulaciones?
Avez-vous une raideur matinale dans les jambes ?	¿Sufre de rigidez matinal en las piernas?
Avez-vous des tremblements dans les mains ?	¿Tiene temblor en las manos?
Avez-vous une maladie musculaire ?	¿Tiene alguna enfermedad muscular?
Avez-vous une maladie osseuse ?	¿Tiene alguna enfermedad ósea?

Psychiatrie et médecine psychosomatique	**Psiquiatría y medicina psicosomática**
Qui vous a référé vers nous ?	¿Cómo ha llegado a nosotros?
Pour quelle raison principalement ?	¿Cuál es su principal problema?
Quel a été le déclencheur ?	¿Cuál fue el motivo principal que lo hizo venir?
Quand est-ce que cela a commencé ?	¿Cuándo empezó?
Avez-vous peur ?	¿Tiene miedo?

Avez-vous pensé à vous faire du mal ?	¿Ha pensado en hacerse daño?
Avez-vous souvent été déprimé / mélancolique / désespéré ?	¿Se ha sentido a menudo deprimido / melancólico / desesperanzado?
Avez-vous ressenti un manque d'intérêt / de plaisir lors de la pratique d'activités que vous aimez habituellement ?	¿Ha sentido poco interés / sentido poco placer al realizar actividades?
Avez-vous une maladie mentale ?	¿Tiene alguna enfermedad mental?
Quelle maladie avez-vous ?	¿Qué enfermedad tiene?
Avez-vous déjà reçu un traitement psychiatrique ?	¿Alguna vez ha recibido tratamiento psiquiátrico?
Vivez-vous en couple ?	¿Vive usted en pareja?
Où habitez-vous ?	¿Dónde vive?
Êtes-vous endetté ?	¿Tiene alguna deuda?
Avez-vous déjà essayé de vous suicider?	¿Alguna vez ha tratado de suicidarse?
Avez-vous déjà envisagé de faire du mal à vous-même ou à d'autres personnes ?	¿Planea hacerse daño a usted mismo o a otros?
Pourquoi avez-vous tenté de vous suicider ?	¿Por qué intentó suicidarse?
Avez-vous des métaux dans votre corps ?	¿Tiene metal en su cuerpo?
Avez-vous des allergies ?	¿Tiene alguna alergia?
Avez-vous d'autres problèmes de santé?	¿Tiene algún otro problema de salud?
Y a-t-il des maladies psychiatriques dans votre famille ?	¿Hay enfermedades psiquiátricas en su familia?
Avez-vous de l'appétit ?	¿Tiene apetito?
Avez-vous des troubles du sommeil ?	¿Tiene trastornos del sueño?

Avez-vous des sautes d'humeur tout au long de la journée ?	¿Tiene cambios de humor durante el día?
Souffrez-vous d'un trouble sexuel ?	¿Sufre algún trastorno sexual?
Votre poids a t-il changé récemment ?	¿Cómo ha cambiado su peso recientemente?
Fumez-vous ?	¿Fuma?
Buvez-vous de l'alcool ?	¿Bebe alcohol?
Quelle quantité ?	¿Cuánto?
Quels médicaments prenez-vous ?	¿Qué medicamentos toma?
À quelle dose ?	¿Cuál es la dosis?
Quel genre de personne êtes-vous ?	¿Qué clase de persona es usted?
Comment vous décririez-vous ?	¿Cómo se describiría?
Pleurez-vous régulièrement ?	¿Llora a menudo?
Comment votre vie sociale a t-elle évoluée ?	¿Han cambiado sus intereses sociales?
Avez-vous des difficultés à vous concentrer durant les conversations ?	¿Tiene problemas para concentrarse durante una conversación?
Vous sentez-vous persécuté ?	¿Se siente perseguido?
Entendez-vous des voix que les autres n'entendent pas ?	¿Oye voces que otros no oyen?
Avez-vous peur des espaces restreints?	¿Tiene miedo a estar en espacios reducidos?

Neurologie	Neurología
Avez-vous une maladie neurologique ?	¿Tiene alguna enfermedad neurológica?
Y a-t-il dans votre famille des troubles neurologiques connus ?	¿Hay trastornos neurológicos en su familia?
Quand les symptômes ont-ils commencé ?	¿Cuándo comenzaron los síntomas?
Est-ce que les douleurs sont aiguës, diffuses, pendant un effort ou au repos?	¿Presenta síntomas al hacer esfuerzo o en reposo?
Est-ce que les symptômes augmentent?	¿Están aumentando los síntomas?
Est-ce que les symptômes diminuent ?	¿Están disminuyendo los síntomas?
Les symptômes sont-ils irréguliers ?	¿Los síntomas se presentan irregularmente?
Avez-vous des vertiges ?	¿Tiene vértigo?
Pouvez-vous décrire vos vertiges ?	¿Cómo es el vértigo?
Les symptômes se produisent-ils au cours d'un exercice physique, lorsque vous bougez ou sans raison apparente?	¿Los síntomas se producen al hacer ejercicio, al hacer cierto movimiento o aparecen de forma espontánea?
Avez-vous une maladie mentale ?	¿Tiene alguna enfermedad mental?
Avez-vous des problèmes de santé internes ?	¿Tiene problemas médicos internos?
Ce probleme de santé a t-il été traité par le passé ?	¿Se ha tratado esta dolencia anteriormente?
À quoi ressemle la crise ?	¿Cómo son las convulsiones?
Les deux côtés du corps sont-ils affectés ?	¿Están ambos lados del cuerpo afectados?
Avez-vous reçu un coup à la tête ?	¿Sufrió algún golpe en la cabeza?
Est que les yeux se retournent ?	¿Se le pusieron los ojos en blanco?

Combien de temps durent la crise ?	¿Cuánto duró el ataque?
À quelle fréquence apparaissent les crises ?	¿Con qué frecuencia tuvo convulsiones?
Avez-vous de la fièvre ?	¿Tuvo fiebre?
Avez-vous vomis ?	¿Tuvo vómitos?
Êtes-vous sensible à la lumière ?	¿Sufrió de sensibilidad a la luz?
Quelle impression générale avez-vous de l' enfant ?	¿Cuál es su impresión general del niño?
Les symptômes se sont-ils produits par le passé ?	¿Los síntomas se presentaron anteriormente?
Qu'avez-vous pensé quand vous avez vu l'enfant présenter ces symptômes ?	¿Qué pensó cuando vio que el niño presentaba estos síntomas?
Y a t-il d'autres maladies ou symptômes ?	¿Presenta otras enfermedades o síntomas?
Des médicaments sont-ils pris régulièrement ?	¿Toma alguna medicación regularmente?
Un médicament a t-il déjà été administré ?	¿Ya se ha administrado la medicación?
Est-ce que d'autres membres de la famille ont également des crises ?	¿Los otros miembros de la familia tienen convulsiones?
Avez-vous un certificat de vaccination?	¿Tiene un certificado de vacunación?
Avez-vous un carnet de santé ?	¿Tiene un historial médico?
Avez vous perdu la sensation à cet endroit ?	¿Pierde la sensibilidad en esta zona?
Avez-vous des problèmes de vision ?	¿Tiene problemas de visión?
Avez-vous des troubles sensoriels ?	¿Tiene trastornos sensoriales?
Avez-vous des difficultés à marcher ?	¿Tiene dificultad para caminar?
Veuillez appuyez contre ma main.	Por favor, presione mi mano.
Avez-vous des problèmes au niveau du goût ?	¿Tiene algún problema para percibir el sabor?

Avez-vous des problèmes d'audition ?	¿Tiene algún problema para oír correctamente?
Avez-vous des problèmes à garder l'équilibre ?	¿Tiene problemas para mantener el equilibrio?
Avez-vous des problèmes de mémoire?	¿Tiene problemas relacionados con la memoria?

Histoire de la douleur — **Historia del dolor**

Avez-vous des douleurs ?	¿Siente dolor?
Les douleurs sont-elles quotidiennes ?	¿Siente dolor a diario?
À quelle fréquence avez-vous des douleurs ?	¿Con qué frecuencia tiene dolor?
À combien évaluerez vous l'intensité de votre douleur sur une échelle de zéro à dix, zéro signifiant aucune douleur ?	¿Cómo de intenso es su dolor en una escala del cero a diez, si cero significa que no siente dolor?
La douleur dépend t'elle du moment de la journée ou du climat ?	¿El dolor depende de la hora del día?
Qu'est-ce qui a déclenché la douleur ?	¿Cómo se desencadenó el dolor?
Quand la douleur est-elle apparu ?	¿Desde cuándo siente dolor?
À quel point la douleur est-elle forte ?	¿Cómo de fuerte es el dolor?
Pouvez-vous décrire la douleur que vous ressentez ?	¿Cómo es el dolor?
La douleur est-elle constante ou brève?	¿El dolor es constante o breve?
La douleur s'est-elle déplacée ou a t'elle changé récemment ?	¿Siente dolor al moverse?
La douleur irradie-t-elle dans d'autres zones du corps ?	¿El dolor se irradia a otras áreas del cuerpo?
Avez-vous subi un traumatisme ou un choc violent ?	¿Sufrió algún trauma o un impacto violento?
Avez-vous déjà été opéré ?	¿Alguna vez ha sido operado?
Avez-vous de la fièvre ?	¿Tiene fiebre?

Avez-vous des vomissements ou des nausées ?	¿Tiene vómitos o náuseas?
Toussez-vous ?	¿Tose?
Avez-vous des changements sur la peau ?	¿Presenta cambios en la piel?
Quand avez-vous mangé pour la dernière fois ?	¿Cuándo come?
Quelle quantité avez-vous mangé ?	¿Cuánto come?
Qu'avez-vous mangé ?	¿Qué comió?
Quand avez-vous digéré pour la dernière fois ?	¿Cuándo fue su última evacuación intestinal?
Avez-vous eu la diarrhée ?	¿Ha tenido diarrea?
Comment étaient la couleur et l'odeur de vos selles ?	¿Cómo eran el color y el olor?
Quand avez-vous uriné pour la dernière fois ?	¿Cuándo orinó por última vez?
Avez-vous des douleurs quand vous urinez ?	¿Le dolía al orinar?
Quelles sont la couleur et l'odeur de l'urine ?	¿Cómo son el color y el olor de la orina?
Avez-vous actuellement vos règles ?	¿Está teniendo actualmente su período menstrual?
Avez-vous des allergies ou des intolérances ?	¿Tiene algún tipo de alergia o intolerancia?
Avez-vous d'autres maladies ?	¿Tiene alguna otra enfermedad?
Prenez-vous des médicaments ?	¿Está tomando alguna medicación?
Avez-vous pris des médicaments aujourd'hui ?	¿Tomó la medicación hoy?
Avez-vous des douleurs dans cette zone du corps ?	¿Tiene dolor en esta área de su cuerpo?

Histoire sociale	Historia social
Quel est votre nom ?	¿Cuál es su nombre?
Quel âge avez-vous ?	¿Cuantos años tiene?
Quel est votre sexe ?	¿Cuál es su género?
Quel est votre état civil ?	¿Cuál es su estado civil?
Avec qui vivez-vous ?	¿Con quién vive?
Quel est votre plus haut niveau d'étude ?	¿Cual es su nivel más alto de educación?
Quelle est votre profession ?	¿Cuál es su profesión?
Que faites-vous dans la vie ?	¿En qué trabaja?
Où travaillez-vous ?	¿Dónde trabaja?
Combien d'heures travaillez-vous par semaine ?	¿Cuántas horas trabaja por semana?
Depuis quand ne pouvez-vous plus travailler ?	¿Desde cuándo no puede trabajar?
Pourquoi ne pouvez-vous pas travailler?	¿Por qué no puede trabajar?
Êtes-vous à la retraite ?	¿Está jubilado?
Avez-vous assez d'argent pour vivre ?	¿Tiene suficiente dinero?
Êtes-vous actuellement malade ?	¿Está enfermo actualmente?
Pratiquez-vous une activité physique régulière ?	¿Hace deporte?
Quel sport pratiquez-vous ?	¿Qué deporte hace?
Quels sont vos loisirs ?	¿Cuáles son sus aficiones?

Examen clinique	Exploración física
Entrez.	Adelante.
Je veux vous examiner.	Me gustaría examinarlo.
Je vais vous faire une injection intraveineuse.	Le voy a insertar una aguja intravenosa.
Allongez-vous s'il vous plaît.	Por favor, acuéstese.
Levez-vous.	Por favor, póngase de pie.
Ouvrez la bouche s'il vous plaît.	Por favor, abra la boca.
Déshabillez-vous s'il vous plaît.	Por favor, desvístase.
Détendez-vous.	Relájese.
Respirez profondément.	Respire profundamente.
Retenez votre souffle s'il vous plaît.	Por favor, mantenga la respiración.
Toussez fort.	Tosa fuerte.
Faites ce mouvement s'il vous plaît.	Por favor, haga el siguiente movimiento.
Suivez mon doigt s'il vous plaît.	Por favor mire mi dedo.
Montrez-moi où vous avez mal.	Por favor, muéstreme la parte de su cuerpo.
Fermez les yeux s'il vous plaît.	Por favor, cierre los ojos.
Je vais prendre votre pouls.	Voy a tomarle el pulso.
Je vais mesurer votre pression artérielle.	Voy a medir su presión arterial.
Je vais prendre votre température.	Voy a tomarle la temperatura.
Tirez la langue.	Extienda su lengua.
Poussez contre ma main.	Empuje mi mano.
Appuyez sur ma main.	Presione mi mano.

Bonne nuit. Buenas noches.

Français	*Portugais*
Les Urgences	**Emergências**
À l'aide	Ajuda
Avez vous besoin d'aide ?	Você precisa de ajuda?
Y at-il un risque pour les aidants ?	Existe um risco para os ajudantes?
Obtenez de l'aide.	Obter ajuda.
Appellez un medecin.	Chame um médico.
Appellez la police.	Chame a polícia.
Appelez les pompiers.	Chame os bombeiros.
Où se trouve l'hôpital le plus proche ?	Onde é o próximo hospital?
Y a-t-il une urgence ?	Existe uma emergência?
Qu'est-il arrivé ?	O que aconteceu?
Où cela s'est-il passé ?	Onde é que isso aconteceu?
Quand est-ce arrivé ?	Quando é que isso aconteceu?
Quel a été l'élément déclencheur ?	Qual foi o gatilho?
Y at-il des informations médicales importantes sur la personne concernée?	Há alguma informação médica importante sobre a pessoa afetada?
Quels sont les symptômes ?	Quais são os sintomas?
Y a-t-il des douleurs à la poitrine ?	Existe dor no peito?
Combien de personnes sont blessées ?	Quantas pessoas estão feridas?
La personne a-t-elle des allergies ?	A pessoa tem alergias?
La personne concernée prend t'elle un médicament anti-coagulants ?	A pessoa afetada está a tomar medicação para diluir o sangue?
La personne concernée prend t'elle des médicaments ?	A pessoa afetada está a tomar medicação?

Y at-il des médicaments d'urgence ?	Existe medicação de emergência?
Y at-il eu usage de drogues illicites ?	Foram tomadas drogas ilegais?
La personne a t'elle été opérée récemment ?	A pessoa foi operada recentemente?
Quand est-ce que la personne a mangé pour la dernière fois ?	Quando é que a pessoa comeu pela última vez?
Qu'a t'elle mangé ?	O que foi comido?
Comment se fait-il à l'événement ?	Como chegou ao evento?
Que s'est il passé juste avant ?	O que aconteceu imediatamente antes?
La personne concernée souffre t'elle d'une maladie quleconque ?	A pessoa afetada tem alguma doença?
La personne concernée souffre t'elle de diabete ?	A pessoa afetada é diabética?
Est-ce que la personne concernée souffre d'une maladie métabolique ?	A pessoa afetada tem uma doença metabólica?
Est-ce que la personne concernée souffre d'une maladie cardiaque ?	A pessoa afetada tem uma doença cardíaca?
Quel a été le déclencheur ?	Qual foi o gatilho?
la personne concernée a t'elle des facteurs risque ?	A pessoa tem fatores de risco médico?

Déclarations utiles

Declarações Úteis

Bonjour	Olá
Mon nom est	O meu nome é
Quel est votre nom ?	Qual é o seu nome?
N'ayez aucune crainte	Não tenha medo.
Je veux vous aider.	Eu quero ajudar-lhe.
Entrez.	Entre.
Parlez lentement s'il vous plait.	Por favor, fale lentamente.

Veuillez répéter.	Repita, por favor.
Je ne comprends pas cela.	Eu não compreendo isso.
Oui	Sim
Non	Não
peut-être	Possivelmente
Je ne sais pas.	Eu não sei.
Je vous remercie	Obrigado
Au revoir	Adeus
Demain	Amanhã
Aujourd'hui	Hoje
Hier	Ontem
J'ai besoin d'aide.	Eu preciso de ajuda.
J'ai besoin d'un medecin.	Eu preciso de um médico.
Êtes-vous d'accord ?	Você concorda?
Urgence	Emergência
Accident	Acidente
Feu	Fogo
aucun problème	Sem problemas
Je suis malade.	Eu estou doente.
Je suis en bonne santé.	Eu sou saudável.
j'ai besoin	Eu preciso
J'aimerais	Eu gostaria
Vous devez	Você tem que

Avez-vous des questions ?	Você tem perguntas?
J'ai un problème.	Eu tenho um problema.
J'ai mal.	Eu tenho dor.
Je besoin de médicaments.	Eu preciso de medicação.
Où se trouve l'hôpital le plus proche ?	Onde é o próximo hospital?
Je reviens tout de suite.	Eu volto já.
Détendez vous.	Relaxar.
Ici	Aqui
Là	Lá
Police	polícia
Zéro	Zero
Un	Um
Deux	Dois
Trois	Três
Quatre	Quatro
Cinq	Cinco
Six	Seis
Sept	Sete
Huit	Oito
Neuf	Nove
Dix	Dez
Secondes	segundos
Minutes	minutos

Heures	horas
Journées	dias
Semaines	semanas
Mois	meses
Années	anos
Personnes	pessoas

Allaitement　　　　　　　　　　　**Enfermagem**

Salut, je suis votre infirmier (infirmière) et mon nom est	Olá, eu serei o seu enfermeiro e o meu nome é
Quel est votre nom ?	Qual é o seu nome?
Quel âge avez-vous ?	Quantos anos você tem?
Quelles langues parlez-vous ?	Que línguas você fala?
Parlez-vous ma langue ?	Você fala o meu idioma?
Asseyez-vous s'il vous plaît.	Por favor, sente-se.
Levez-toi s'il vous plaît.	Por favor, levante-se.
Inspirez	respirar
Expirez	exalar
Je veux vous aider.	Eu quero ajudar-lhe.
Comment allez-vous ?	Como você está?
Pourquoi etes-vous ici ?	Por que motivo você está aqui?
À combien évaluerez vous l'intensité de votre douleur sur une échelle de zéro à dix, zéro signifiant aucune douleur ?	Quão forte é a sua dor em uma escala de zero a dez, se zero significa sem dor?
Avez-vous besoin d'aide ?	Você precisa de ajuda?

Avez-vous besoin d'aide pour manger ?	Você precisa de ajuda com a alimentação?
Avez-vous besoin d'aide pour votre hygiène personnelle ?	Você precisa de ajuda com a higiene pessoal?
Avez-vous besoin d'aide pour utiliser les toilettes ?	Você precisa de ajuda, se você precisar de usar a casa de banho?
Avez-vous besoin d'aide pour vous habiller ?	Precisa de ajuda para se vestir?
Pouvez-vous marcher ?	Você pode andar?
Avez-vous des allergies aux médicaments ?	Você tem alguma alergia a medicamentos?
Quelles maladies avez-vous ?	Quais as doenças que você tem?
Avez-vous mal ?	Você tem dor?
Avez-vous besoin d'antalgiques ?	Você precisa de analgésicos?
Avez-vous besoin de somnifères ?	Você precisa de comprimidos para dormir?
Avez-vous faim ?	Está com fome?
Où est-ce que ça fait mal ?	Onde dói?
Est-ce que la douleur est devenu plus forte ?	A dor tornou-se mais forte?
Depuis quand avez-vous ces symptômes ?	Desde quando é que você tem estes sintomas?
Etes-vous enceinte ?	Você está grávida?
Avez-vous des nausées ?	Você tem náuseas?
Prenez vous des médicaments ?	Você está a tomar alguma medicação?
Avez-vous besoin de médicaments ?	Você precisa de medicação?
Avez-vous été à l'hôpital ?	Você esteve anteriormente no hospital?
Avez-vous été aux toilettes ?	Você já esteve na sanita?

Voulez-vous aller à la salle de bain ?	Você gostaria de ir à casa de banho?
Je veux vous laver.	Eu quero lavar-lhe.
Je veux vous déplacer.	Eu quero mover-lhe.
Je veux prendre votre pouls.	Eu quero tomar o pulso.
Je veux mesurer votre pression artérielle.	Eu quero medir a pressão arterial.
Je veux prendre votre température.	Eu quero medir a temperatura.
Je veux voir le bandage.	Eu quero ver o curativo.
Nous vous examinerons régulièrement.	Vamos ver você regularmente.
Veuillez prendre ces médicaments.	Por favor, tome estes medicamentos.
Appuyez sur le bouton si vous avez besoin d'aide.	Pressione o botão se você precisar de ajuda.
Appelez à l'aide avant de vous lever.	Peça ajuda antes de se levantar.
Je vais vous faire une injection.	Vou dar-lhe uma injeção.
Avez-vous besoin d'autre chose ?	Precisa de algo mais?
Bonne nuit	Boa noite
Je vous souhaite bonne chance.	Desejo-lhe boa sorte.

Histoire médicale générale | **História Médica Geral**

Bonjour, je suis votre médecin et mon nom est	Olá, eu sou o seu médico e meu nome é
Quelle est votre profession ?	Qual é a sua profissão?
Où travaillez vous ?	Onde é que você trabalha?
Pourquoi etes-vous venu ?	Por que razão você veio até nós?
Quels sont vos symptômes ?	Quais são os seus sintomas?
Depuis quand avez-vous ces symptômes ?	Desde quando é que você tem esses sintomas?

Quel votre ton nom ?	Qual é o seu nome?
Quel âge avez-vous ?	Quantos anos você tem?
Quelle est votre taille et quel est votre poids corporel ?	Qual é a sua altura e qual é o seu peso corporal?
Etes-vous blessé ?	Você está ferido?
Etes-vous malade ?	Você está doente?
Avez-vous déjà été opéré ?	Você já foi operado?
Avez-vous des allergies ?	Você tem alergias?
Avez-vous des nausées ou des vomissements ?	Você tem náuseas ou quer vomitar?
Avez-vous d'autres maladies ?	Você tem outras doenças?
Avez-vous mal ?	Você tem dor?
Prenez-vous des médicaments ?	Você está a tomar alguma medicação?
Avez été à l'étranger au cours des six derniers mois ?	Você esteve no estrangeiro nos últimos seis meses?
Quels vaccins avez-vous eu ?	Quais são as vacinas que você tem?
Vos selles ressemblent a quoi ?	Como é que as suas fezes se parecem?
Qu'avez-vous mangé ces derniers jours?	O que você comeu nos últimos dias?
Avez-vous de la fièvre ?	Você tem febre?
Avez-vous perdu involontairement du poids au cours des six derniers mois ?	Você perdeu, de forma não intencional, peso nos últimos seis meses?
Avez-vous transpirer au point de devoir vous changer durant les nuits ?	Você transpira tanto que tem de mudar de roupa durante as noites?
Y a-t-il des maladies dans votre famille proche ?	Existem quaisquer doenças na sua família próxima?
Y at-il des maladies génétiques dans votre famille ?	Existem doenças genéticas na sua família?

Est-ce que vous fumez ?	Você fuma?
Est-ce que vous consomez de l'alcool ?	Você bebe álcool?
Êtes-vous sexuellement actif ?	Você está sexualmente ativo?
Etes-vous enceinte ?	Você está grávida?
Prenez-vous des médicaments ?	Você toma drogas?
Avez-vous une dépendance ?	Você tem um vício?
Faites-vous du sport ?	Você pratica desporto?
Avez-vous des parents qui peuvent vous aider ?	Você tem parentes que podem ajudá-lo?
Souffrez-vous d'un handicap ?	Você tem alguma deficiência?
Quel est votre numéro de téléphone ?	Qual é o seu número de telefone?
Quel médecin vous a envoyé ici ?	Qual é o médico que lhe mandou aqui?
Qui est votre médecin de famille ?	Quem é o seu médico de família?
Y a-t-il des maladies dans votre environnement ?	Existem quaisquer doenças no seu ambiente?
Avez-vous des contacts avec des animaux ?	Você tem contacto com animais?
Travaillez-vous avec la nourriture ?	Você trabalha com alimentos?
Quels sont vos loisirs ?	Quais são os seus passatempos?
Avez-vous des contacts avec des substances toxiques ?	Você tem contacto com substâncias tóxicas?
Avez-vous pris des médicaments avant l'apparition des symptômes ?	Você tomou quaisquer medicamentos antes do início dos sintomas?
Avez-vous voyagé récemment ?	Você viajou recentemente?
Où avez-vous voyagé ?	Para onde é que você viajou?
Pour combien de temps avez-vous voyager ?	Por quanto tempo você viajou?

Quand avez-vous voyagé ?	Quando é que você viajou?
Qu'avez-vous fait pendant votre voyage ?	O que é que você fez na sua viagem?
Avez-vous eu des contacts avec la population locale ?	Você teve contacto com a população local?
Souffrez-vous de la tuberculose ?	Você está a sofrer de tuberculose?
Avez-vous le VIH ou le sida ?	Você tem HIV ou AIDS?
Avez-vous l'hépatite ?	Se você tem hepatite?
Avez-vous contact avec les immigrés ?	Você tem contacto com os imigrantes?
Êtes-vous homosexuel ?	Você é homossexual?

Médecine interne **Medicina Interna**

Quels sont les symptômes actuels ?	Quais são os sintomas atuais?
Veuillez décrire vos symptômes.	Por favor, descreva os seus sintomas.
Quand les symptômes ont-ils commencé ?	Quando é que os sintomas começaram?
Comment sont apparu les symptômes?	Como foi o curso dos sintomas?
Quelle était l'intensité des symptômes?	Qual foi a intensidade dos sintomas?
Y avait-il un déclencheur pour les symptômes ?	Houve um gatilho para os sintomas?
Comment est votre respiration ?	Como é a sua respiração?
A quand remonte le diagnostic ?	Quando foi feito o diagnóstico?
Comment a évolué la maladie jusqu'à présent ?	Como foi a evolução da doença até agora?
Quelle a été la fréquence des crises précédentes ?	Qual foi a frequência de ataques anteriores?
Y avait-il une aggravation de la maladie?	Houve um agravamento da doença?
Y a t-il eu un test pris ?	Foi efetuado um teste?

Y a-t-il des allergies ?	Há algum tipo de alergia?
Quels sont les symptômes de l'allergie?	Quais são os sintomas da alergia?
À quelle fréquence avez-vous des symptômes de l'allergie ?	Quantas vezes você tem sintomas de alergia?
Est-ce que l'allergie a déjà été examinée par un médecin ?	A alergia já foi examinada por um médico?
Des médicaments ont t'il été administrés ?	Os medicamentos foram administrados?
Avez-vous un inhalateur ?	Você tem um inalador?
Prenez-vous des médicaments régulièrement ?	Você toma medicação de forma regular?
Est-ce que ces symptômes se sont déjà produient dans le passé ?	Esses sintomas já ocorreram no passado?
Y at-il un livré de santé ?	Existe um boletim de saúde?
Avez-vous un certificat de vaccination?	Você tem um certificado de vacinação?
Avez-vous peur ?	Você está assustado?
Depuis quand avez-vous eu de la fièvre?	Desde quando existe febre?
Quelle est l'intensité la fièvre ?	Quão elevada é a febre?
Êtes-vous somnolent ?	Você está sonolento?
Votre attention est-elle altérée ?	Tem a atenção prejudicada?
Comment est votre comportement en ce qui concerne la consommation d'alcool ?	Como é o comportamento ao nível da bebida?
Quand était la dernière fois ou vous avez uriner ?	Quando foi a última vez em que urinou?
Comment étaient la couleur et l'odeur de l'urine ?	Como era a cor e cheiro da urina?
Avez vous la diarrhée ?	Existe diarreia?
Etes vous constipé ?	Existe obstipação?

Y-a-t-il eu une perte de poids ?	Ocorreu perda de peso?
Quel était votre poids avant la maladie?	Qual era o peso antes da doença?
Avez vous été en contact avec des malades ?	Houve contacto com pessoas doentes?
Avez-vous eu ces symptômes auparavant ?	Você já teve esses sintomas anteriormente?
Avez vous des malades dans la famille?	Há pessoas doentes na família?
Avez-vous des brûlures d'estomac ?	Você tem azia?
Avez-vous des douleurs abdominales ?	Você tem dor abdominal?
Avez-vous la diarrhée ?	Você tem diarreia?
Quelle est votre type alimentation ?	Como é a sua nutrição?
Avez-vous d'autres conditions médicales ?	Você tem quaisquer outras condições médicas?
Prenez-vous des antibiotiques ?	Você toma antibióticos?
Avez-vous remarqué des changements physiques au cours de l'ingestion de certains aliments ?	Você notou mudanças físicas durante a ingestão de certos alimentos?
Comment se passe le développement des symptômes ?	Como é o desenvolvimento dos sintomas?
Avez-vous mal ?	Você tem dor?
Avez-vous de la fièvre ?	Você tem febre?
Vous sentez-vous faible ?	Você sente-se fraco?
Avez-vous des nausées ?	Você tem náuseas?
Avez-vous vomi ?	Você vomitou?
Y at-il une décoloration des selles ou de l'urine ?	Existe descoloração das fezes ou da urina?
Votre poids a-t-il changé ces derniers temps ?	O seu peso mudou nos últimos tempos?

Quelles sont les maladies que vous avez eu dans le passé ?	Quais as doenças que você teve no passado?
Prenez-vous des drogues illicitess ?	Você toma drogas ilegais?
Avez-vous été dans d'autres pays ces derniers temps ?	Você esteve em outros países ultimamente?
Consomez-vous de l'alcool ?	Você bebe álcool?
Est-ce que vous prenez des médicaments ?	Você está a tomar alguma medicação?
Avez-vous déjà reçu des transfusions sanguines ?	Você já recebeu transfusões de sangue?
La couleur de votre peau a t'elle changé ?	A sua cor de pele mudou?
Buvez-vous du café ?	Você bebe café?
Prenez-vous des laxatifs ?	Você toma laxantes?
Mangez-vous sainement ?	Você come de forma saudável?
Veuillez me montrer la partie du corps.	Por favor, mostre-me a parte do corpo.
Y a-t-il des problèmes ou des anomalies dans les reins ou les organes urinaires ?	Existem quaisquer problemas ou anormalidades no rim ou nos órgãos urinários?

Chirurgie / Cirurgia

Nous devons opérer.	Temos de operar.
N'ayez pas peur.	Não tenha medo.
Avez-vous reçu un traitement médical ces derniers temps ?	Você recebeu tratamento médico ultimamente?
Prendez-vous des médicaments ?	Você está a tomar alguma medicação?
Avez-vous un trouble du saignement ?	Você tem um distúrbio de sangramento?
Avez-vous une allergie ?	Você tem alguma alergia?
Avez-vous une maladie infectieuse ?	Você tem alguma doença infeciosa?

Avez-vous une maladie cardiovasculaire ?	Você tem uma doença cardiovascular ou circulatória?
Avez-vous une maladie des voies respiratoires ou les poumons ?	Você tem uma doença no trato respiratório ou nos pulmões?
Avez-vous une maladie du système digestif ?	Você tem uma doença no sistema digestivo?
Avez-vous un trouble métabolique ?	Você tem uma doença metabólica?
Avez-vous un trouble du système nerveux ?	Você tem um distúrbio do sistema nervoso?
Avez-vous un glaucome ?	Você tem um glaucoma?
Avez-vous d'autres maladies ?	Você tem outras doenças?
Avez-vous déjà eu une tumeur ?	Você já teve um tumor?
Avez-vous eu une maladie des yeux ?	Você já teve alguma doença ocular?
Votre thyroïde est elle malade ?	A sua tireoide está doente?
Avez-vous déja été opéré auparavant ?	Você já foi operado anteriormente?
Avez-vous des implants dans le corps ?	Existe algum implante no corpo?
Avez-vous de fausses dents ?	Você tem dentes falsos?
Avez-vous déjà eu une occlusion vasculaire ?	Você já teve uma oclusão vascular?
Avez-vous déjà eu une altération de la cicatrisation ?	Você já teve dificuldades na cicatrização de feridas?
Pourriez-vous être enceinte ?	Você poderá estar grávida?
Avez-vous été vacciné contre le tétanos ?	Você já foi vacinado contra o tétano?

Anesthésiologie

Anestesiologia

Quel âge avez-vous ?	Quantos anos você tem?
Quelle est votre taille ?	Qual é a sua altura?
Quel est votre poids corporel ?	Qual é o seu peso corporal?

Êtes-vous un homme ou une femme ?	Você é um homem ou uma mulher?
Quel est votre travail ?	O que é que você faz profissionalmente?
Avez-vous eu une infection au cours des quatre dernières semaines ?	Você teve uma infeção nas últimas quatro semanas?
Si oui, la quelle ?	Se sim, qual?
Avez-vous déjà eu une maladie infectieuse comme le VIH ou la tuberculose ?	Você já teve uma doença infeciosa, como HIV ou tuberculose?
Avez-vous reçu un traitement médical ces derniers temps ?	Você recebeu tratamento médico ultimamente?
Est-ce que vous prenez régulièrement des médicaments ?	Você está a tomar medicação regularmente?
Avez-vous déjà été opéré ?	Você já foi operado?
Avez-vous déjà reçu une anesthésie générale, anesthésie loco-régionale ou anesthésie locale ?	Você já recebeu uma anestesia geral, anestesia regional ou anestesia local?
Y at-il déja eu des problèmes liés à l'anesthésie dans la famille proche ?	Já existiram problemas relacionados com anestesia na família próxima?
Avez-vous ou vos proches la prédisposition à une forte fièvre pendant ou après l'anesthésie ?	Você ou seus parentes têm predisposição para febre alta durante ou após a anestesia?
Y at-il une tendance de nausées ou des vomissements ?	Existe uma tendência de náuseas ou vómitos?
Avez-vous déjà reçu une transfusion sanguine oude composants sanguins ?	Você já recebeu uma transferência de sangue ou de componentes de sangue?
Y at-il une allergie quelconque tel que le rhume des foins ou l'asthme allergique ou l'intolérance à certaines substances ?	Existe alguma alergia, como a febre do feno ou asma alérgica ou intolerância de certas substâncias?
Est-ce que l'essoufflements se produit pendant l'exercice physique ?	Ocorre falta de ar durante o exercício físico?
Y at-il une maladie respiratoire ou pulmonaire ?	Existe alguma doença respiratória ou de pulmão?

Avez-vous de forts ronflements nocturnes, l'apnée du sommeil, la paralysie des cordes vocales ou une paralysie diaphragmatique ?	Existe ronco noturno pesado, apneia do sono ou paralisia das cordas vocais ou paralisia diafragmática?
Souffrez-vous d'une maladie vasculaire?	Você sofre de uma doença vascular?
Avez-vous jamais eu une occlusion vasculaire par des caillots sanguins ?	Você já teve uma oclusão vascular por coágulos de sangue?
Avez-vous ou un membre de votre famille une tendance à saigner ?	Você ou um membro da sua família têm uma maior tendência para sangrar?
Avez-vous un trouble du système digestif ?	Você tem um distúrbio do sistema digestivo?
Souffrez-vous de brûlures d'estomac ?	Você sofre de azia?
Y a t'il une maladie du foie, de la vésicule biliaire ou des voies biliaires ?	Existe uma doença do fígado, vesícula biliar ou das vias biliares?
Y at-il une maladie ou une anomalie dans les organes des reins ou des voies urinaires ?	Existe doença ou anormalidade no rim ou órgãos urinários?
Avez-vous une maladie métabolique comme la goutte ou le diabète ?	Você tem uma doença metabólica, como gota ou diabetes?
Y at-il un trouble de la thyroïde ?	Existe um distúrbio da tireoide?
Y at-il une maladie musculaire, ou un trouble musculo-squelettique ?	Existe uma doença do músculo, ou desordem esquelética?
Y at-il un trouble du système nerveux ?	Existe um distúrbio do sistema nervoso?
Y at-il une maladie des yeux ?	Existe alguma doença ocular?
Y at-il d'autres maladies ?	Existem outras doenças?
Y a-t-il une condition particulière au niveau des dents ?	Há alguma condição especial dos dentes?
Y at-il des implants dans le corps ?	Existem implantes no corpo?
Utilisez-vous régulièrement le tabac ?	Você usa tabaco regularmente?
Buvez-vous régulièrement de l'alcool ?	Você bebe álcool regularmente?

Prenez-vous des drogues illégales ?	Você toma algum tipo de droga?

Gynécologie et obstétrique
Ginecologia e Obstetrícia

Nous devons opérer.	Temos de operar.
N'ayez pas peur.	Não tenha medo.
Nous n'allons pas faire de mal à votre enfant.	Nós não prejudicaremos o seu filho
Nous devons faire une césarienne.	Precisamos de realizar uma cesariana.
Qui vous a envoyé chez nous ?	Quem mandou-lhe até nós?
Qui est votre gynécologue ?	Quem é o seu ginecologista?
Qui est votre médecin de famille ?	Quem é o seu médico de família?
Quelle est la raison de votre visite ?	Qual é a razão para a sua visita?
Avez-vous des problèmes de santé ?	Você tem condições médicas pré-existentes?
Avez-vous déjà été opéré ?	Você já foi operado?
Est-ce que vous fumez ?	Você fuma?
Buvez-vous régulièrement de l'alcool ?	Você bebe álcool regularmente?
Avez-vous des allergies ?	Você tem alergias?
Si oui, quelles allergies ?	Se sim, quais são as alergias?
Quand a été votre dernier dépistage du cancer ?	Quando foi a sua última triagem do cancro?
Quelle est votre taille ?	Qual é a sua altura?
Quel est votre poids ?	Qual é o seu peso corporal?
Combien de grossesses avez-vous eues?	Quantas vezes você já engravidou?
À combien d'enfants avez-vous donné naissance ?	A quantas crianças você já deu à luz?

Y a-t-il eu des complications lors de l'accouchement ?	Houve quaisquer irregularidades no parto?
Avez-vous actuellement vos règles ?	Você está atualmente no seu período mentrual?
Quand avez-vous eu vos règles pour la première fois ?	Quando ocorreu o seu primeiro período menstrual?
Avez-vous des douleurs avant ou pendant vos règles ?	Você tem dor antes ou durante o período menstrual?
À quand remonte la dernière fois que vous avez eu vos règles ?	Quando foi a última vez que você teve o seu período menstrual?
Depuis quand êtes-vous ménopausée ?	Quando foi que ocorreu a sua menopausa?
Prenez-vous la pilule ?	Você toma a pílula para controle de natalidade?
Quel médicament prenez-vous en ce moment ?	Qual a medicação que você toma no momento?
Prenez-vous d'autres hormones ?	Você toma quaisquer outras hormonas?
Avez-vous eu un cancer du sein ?	Você já teve cancro de mama?
Avez-vous eu un cancer des ovaires ?	Você já teve cancro de ovário?
Avez-vous eu un cancer du col de l'utérus ?	Você já teve cancro cervical?
Avez-vous eu un cancer ?	Você já teve cancro?
Avez-vous eu d'autres cancers ?	Você já teve outros cancros?
De combien de semaines êtes-vous enceinte ?	Quanto tempo durou a gravidez em semanas?
Avez-vous déjà fait une fausse couche?	Você já teve um aborto espontâneo?
Quelle était la position du foetus ?	Qual era a posição fetal?
Combien de temps a duré la grossesse?	Qual foi a duração e evolução do nascimento?
Avez-vous eu des difficultés ou des complications à l'accouchement ?	Houve alguma dificuldade ou complicações no nascimento?

À quoi ressemblait le liquide amniotique ?	Como é que o líquido amniótico se parecia?
Quel était le score d'Apgar ?	Como foi o resultado APGAR?
Quels ont été la longueure, le poids de l'enfant à la naissance et la circonférence de la tête à la naissance?	Quail foi o comprimento ao nascer, peso ao nascer e circunferência da cabeça no nascimento?
Combien de grossesses avez-vous eues, y compris la grossesse actuelle ?	Quantas gravidezes você já teve incluindo a atual?
Combien d'enfants avez-vous, en comptant celui-ci ?	Quantas crianças você tem, incluindo a presente?
Comment s'est passé votre grossesse ?	Como foi o curso da gravidez?
Avez-vous bu de l'alcool pendant la grossesse ?	Você bebeu álcool durante a gravidez?
Avez-vous fumé pendant la grossesse ?	Você fumou durante a gravidez?
Avez-vous consommé de la drogue au cours de la grossesse ?	Você consumiu drogas durante a gravidez?
Avez-vous pris des médicaments durant la grossesse ?	Você tomou medicação durante a gravidez?
Y a t'il eu des complications durant la grossesse ?	Houve alguma complicação durante a gravidez?
Avez-vous saigné durant la grossesse ?	Houve sangramento durante a gravidez?
Avez-vous eu des contractions prématurées durant la grossesse ?	Houve trabalho de parto prematuro durante a gravidez?
Avez-vous eu d'autres maladies ?	Você tem outras doenças?
Avez-vous le diabète ?	Você tem diabetes?
Quels vaccins avez-vous reçus ?	Que vacinação você já recebeu?
Avez-vous eu une infection durant la grossesse ?	Você teve uma infeção durante a gravidez?
Avez-vous fait un test de dépistage du streptocoque B ?	Foi efetuado um teste para estreptococos B?
Quel est votre groupe sanguin et votre rhésus ?	Qual é o seu tipo de sangue e o seu fator Rhesus?

Quel est le groupe sanguin du père et son Rhésus ?	Qual é o tipo de sangue do pai e o fator Rhesus do pai?

Pédiatrie

Pediatria

Quel âge a l'enfant ?	Qual é a idade da criança?
Quel est le poids de l'enfant ?	Qual é o peso corporal da criança?
Quelle est votre impression de l'enfant?	Qual é a sua impressão sobre a criança?
À quelle dose avez-vous pris cette substance ?	Quanto desta substância foi consumida?
Le comportement de l'enfant a-t-il changé ?	O comportamento da criança mudou?
Quelle substance a été prise ?	Que substância foi tirada?
Quand la substance a-t-elle été prise ?	Quando foi que a substância foi tirada?
Avez-vous actuellement des symptômes ?	Que sintomas existem?
Quel était le poids de l'enfant à la naissance ?	Qual foi o peso do corpo no nascimento?
Quelle était la taille de l'enfant à la naissance ?	Qual era a altura da criança ao nascer?
Quelles maladies l'enfant a-t-il eu ?	Que doenças infantis você teve?
Quels vaccins l'enfant at-il reçu ?	Quais são as vacinas que a criança levou?
Y a-t-il des maladies chroniques ?	Existem quaisquer doenças crónicas?
Comment se sent l'enfant ?	Como é que a criança se sente?
Depuis quand a t-il ces symptômes ?	Desde quando existem esses sintomas?
L'enfant a t-il souvent des vomissements et la diarrhée au cours de la journée ?	Com que regularidade ocorrem vómitos e diarreia durante o dia?
Comment se sont développé ses symptômes ?	Como é o desenvolvimento dos sintomas?

Quelle est la texture des régurgitations ?	Como é que o vómito se parece?
Quelle est la texture de la diarrhée ?	Como é que a diarreia se parece?
Quelle quantité de liquide l'enfant boit-il au cours de la journée ?	Quanto líquido bebia a criança?
Avez-vous remarquer une changement du poids de l'enfant depuis le début des symptômes ?	Como é o desenvolvimento do peso corporal desde o início dos sintomas?
Y a t-il d'autres symptômes ?	Existem outros sintomas?
Y a t-il de la fièvre ?	Existe febre?
Y a t-il des allergies alimentaires connues ?	Existem quaisquer alergias alimentares conhecidas?
Des antibiotiques ont-ils été pris avant l'apparition des symptômes ?	Foram ingeridos antibióticos antes dos sintomas?
Comment était le vomi ?	Como foi o vómito?
Quelle quantité a été vomi ?	Quanto foi vomitado?
Combien de fois a t-il vomi ?	Quantas vezes foi vomitado?
Qu'est-ce que l'enfant mange et boit ?	O que foi que a criança comeu e bebeu?
Est-ce que l'enfant a vomi ?	A criança vomitou?
Quand l'enfant a t'il vomit ?	Quando é que a criança vomitou?
Qu'est ce que l'enfant a mangé ?	Como é que a criança come?
Quelle quantité de liquide l'enfant a t'il bu ?	Quanto é que a criança bebeu?
À quelle fréquence la diarrhée se produit ?	Com que regularidade a diarreia ocorreu?
Y a t-il eu des changements dans les symptômes ?	Houve alguma mudança nos sintomas?
Est-ce que l'enfant mange ?	A criança come?
Est-ce que l'enfant boit encore ?	A criança ainda bebe?

À combien monte la fièvre ?	Quão elevada é a febre?
Quand a débuté la fièvre ?	Quando é que a febre começou?
Quand la fièvre s'est elle arrêtée ?	Quando é que a febre parou?
L'enfant a t-il des douleurs ?	A criança tem dor?
Est-ce que l'enfant a des allergies ?	A criança tem alguma alergia?
Prend-il régulièrement des médicaments ?	Existe algum medicamento tomado regularmente?
A t-il déjà pris des médicaments ?	A medicação já foi administrada?
Les symptômes se sont-ils déjà produits par le passé ?	Os sintomas já ocorreram no passado?
Y a t-il d'autres malades dans l'entourage ?	Existem outras pessoas doentes no ambiente social?
L'enfant a t-il récemment été à l'étranger ?	A criança esteve no estrangeiro recentemente?
Les frères et sœurs sont-ils en bonne santé ?	São os irmãos atualmente saudáveis?

Orthopédie

Ortopedia

Qui sont vos médecins traitants ?	Você obtém tratamento de que médicos?
Avez-vous des allergies ou des intolérances ?	Você tem alergias ou intolerâncias?
Prenez-vous des anticoagulants ?	Você toma medicamentos para diluir o sangue?
Avez-vous des problèmes sanguins ?	Você tem um distúrbio de sangramento?
Avez-vous déjà eu un ulcère à l'estomac ?	Você já teve uma úlcera no estômago?
Avez-vous d'autres maladies ?	Você tem outras doenças?
Est-ce que cette maladie a déjà été traitée ?	Esta doença já foi tratada?
Avez-vous déjà été opérée ?	Você já foi operado?

Avez-vous des implants dans le corps ?	Você tem implantes no corpo?
Avez-vous des prothèses métalliques dans le corps ?	Você tem qualquer metal no corpo?
Pratiquez-vous une activité physique régulière ?	Você faz exercício?
Avez-vous déjà eu une rupture des tendons ?	Você já deslocou a articulação?
Avez-vous déjà une fracture des os ?	Você já quebrou algum osso?
Vos articulations sont-elles douloureuses quand il fait froid ?	As suas articulações doem quando está frio?
Quand avez-vous mal au tendons ?	Quando é que a articulação dói?
Avez-vous une raideur matinale dans les jambes ?	Você tem rigidez matinal nas pernas?
Avez-vous des tremblements dans les mains ?	Você tem tremor nas suas mãos?
Avez-vous une maladie musculaire ?	Você tem uma doença muscular?
Avez-vous une maladie osseuse ?	Você tem uma doença óssea?

Psychiatrie et médecine psychosomatique	**Psiquiatria e Medicina Psicossomática**
Qui vous a référé vers nous ?	Como é que você chegou até nós?
Pour quelle raison principalement ?	Qual é o seu principal problema?
Quel a été le déclencheur ?	Qual foi o gatilho?
Quand est-ce que cela a commencé ?	Quando é que começou?
Avez-vous peur ?	Você está assustado?
Avez-vous pensé à vous faire du mal ?	Você já pensou em se magoar?
Avez-vous souvent été déprimé / mélancolique / désespéré ?	Você já se sentiu deprimido / teve sentimentos de melancolia / teve sentimentos de desesperança com frequência?

Avez-vous ressenti un manque d'intérêt / de plaisir lors de la pratique d'activités que vous aimez habituellement ?	Você teve pouco interesse / prazer em atividades?
Avez-vous une maladie mentale ?	Você tem uma doença mental?
Quelle maladie avez-vous ?	Que doença é que você tem?
Avez-vous déjà reçu un traitement psychiatrique ?	Você já recebeu tratamento psiquiátrico?
Vivez-vous en couple ?	Você vive em uma parceria?
Où habitez-vous ?	Onde você mora?
Êtes-vous endetté ?	Você tem dívida monetária?
Avez-vous déjà essayé de vous suicider?	Você já tentou se matar?
Avez-vous déjà envisagé de faire du mal à vous-même ou à d'autres personnes ?	Você pretende ferir a si próprio ou outros?
Pourquoi avez-vous tenté de vous suicider ?	Por que motivo você tentou se matar?
Avez-vous des métaux dans votre corps ?	Você tem metal no seu corpo?
Avez-vous des allergies ?	Você tem alguma alergia?
Avez-vous d'autres problèmes de santé?	Você tem outras condições médicas?
Y a-t-il des maladies psychiatriques dans votre famille ?	Existem quaisquer doenças psiquiátricas na sua família?
Avez-vous de l'appétit ?	Você tem apetite?
Avez-vous des troubles du sommeil ?	Você tem problemas para dormir?
Avez-vous des sautes d'humeur tout au long de la journée ?	Você tem alterações de humor durante todo o dia?
Souffrez-vous d'un trouble sexuel ?	Você sofre de um distúrbio sexual?

Votre poids a t-il changé récemment ?	Como é que o seu peso mudou recentemente?
Fumez-vous ?	Você fuma?
Buvez-vous de l'alcool ?	Você bebe álcool?
Quelle quantité ?	Quanto?
Quels médicaments prenez-vous ?	Quais são os medicamentos que você toma?
À quelle dose ?	Qual é a dosagem?
Quel genre de personne êtes-vous ?	Que tipo de pessoa você é?
Comment vous décririez-vous ?	Como você descreveria a si mesmo?
Pleurez-vous régulièrement ?	Você chora regularmente?
Comment votre vie sociale a t-elle évoluée ?	Os seus interesses sociais mudaram?
Avez-vous des difficultés à vous concentrer durant les conversations ?	Você tem dificuldade para se concentrar em conversas?
Vous sentez-vous persécuté ?	Você sente-se perseguido?
Entendez-vous des voix que les autres n'entendent pas ?	Você ouve vozes que outros não ouvem?
Avez-vous peur des espaces restreints?	Você tem medo de espaços apertados?

Neurologie

Neurologia

Avez-vous une maladie neurologique ?	Você tem alguma doença neurológica?
Y a-t-il dans votre famille des troubles neurologiques connus ?	São conhecidos na sua família distúrbios neurológicos?
Quand les symptômes ont-ils commencé ?	Quando é que os sintomas começaram?
Est-ce que les douleurs sont aiguës, diffuses, pendant un effort ou au repos?	Os sintomas começaram de forma aguda, furtiva, durante o esforço ou em repouso?
Est-ce que les symptômes augmentent?	Os sintomas estão a aumentar?

Est-ce que les symptômes diminuent ?	Os sintomas estão a diminuir?
Les symptômes sont-ils irréguliers ?	Os sintomas são irregulares?
Avez-vous des vertiges ?	Você tem vertigens?
Pouvez-vous décrire vos vertiges ?	Como são as vertigens?
Les symptômes se produisent-ils au cours d'un exercice physique, lorsque vous bougez ou sans raison apparente?	Os sintomas ocorrem durante o exercício, movimento ou espontaneamente?
Avez-vous une maladie mentale ?	Você tem uma doença mental?
Avez-vous des problèmes de santé internes ?	Você tem condições médicas internas?
Ce probleme de santé a t-il été traité par le passé ?	Esta condição médica foi tratada anteriormente?
À quoi ressemle la crise ?	Como é que a convulsão se parece?
Les deux côtés du corps sont-ils affectés ?	Ambos os lados do corpo são afetados?
Avez-vous reçu un coup à la tête ?	Houve um golpe na cabeça?
Est que les yeux se retournent ?	Os olhos voltam-se?
Combien de temps durent la crise ?	Quanto tempo durou a convulsão?
À quelle fréquence apparaissent les crises ?	Com que regularidade houve convulsões?
Avez-vous de la fièvre ?	Existe febre?
Avez-vous vomis ?	Houve vómito?
Êtes-vous sensible à la lumière ?	Existe sensibilidade à luz?
Quelle impression générale avez-vous de l' enfant ?	Qual é a sua impressão geral da criança?
Les symptômes se sont-ils produits par le passé ?	Os sintomas ocorreram anteriormente?
Qu'avez-vous pensé quand vous avez vu l'enfant présenter ces symptômes ?	O que você pensou quando viu a criança com estes sintomas?

Y a t-il d'autres maladies ou symptômes ?	Existem outras doenças ou sintomas?
Des médicaments sont-ils pris régulièrement ?	Alguma medicação é tomada regularmente?
Un médicament a t-il déjà été administré ?	Medicação já está a ser administrada?
Est-ce que d'autres membres de la famille ont également des crises ?	Outros membros da família têm convulsões?
Avez-vous un certificat de vaccination?	Você tem um certificado de vacinação?
Avez-vous un carnet de santé ?	Você tem um boletim de saúde?
Avez vous perdu la sensation à cet endroit ?	Você perdeu a sensação nesta área?
Avez-vous des problèmes de vision ?	Você tem problemas de visão?
Avez-vous des troubles sensoriels ?	Você tem distúrbios sensoriais?
Avez-vous des difficultés à marcher ?	Está a ter dificuldades em andar?
Veuillez appuyez contre ma main.	Por favor, pressione contra a minha mão.
Avez-vous des problèmes au niveau du goût ?	Você tem problemas com o sabor?
Avez-vous des problèmes d'audition ?	Você tem problemas com a audição?
Avez-vous des problèmes à garder l'équilibre ?	Você tem problemas em manter o seu equilíbrio?
Avez-vous des problèmes de mémoire?	Você tem problemas com a sua memória?

Histoire de la douleur   **História da dor**

Avez-vous des douleurs ?	Você tem dor?
Les douleurs sont-elles quotidiennes ?	Você é afetado pela dor na vida quotidiana?
À quelle fréquence avez-vous des douleurs ?	Com que regularidade você tem dor?

À combien évaluerez vous l'intensité de votre douleur sur une échelle de zéro à dix, zéro signifiant aucune douleur ?	Quão forte é a sua dor em uma escala de zero a dez, se zero significa sem dor?
La douleur dépend t'elle du moment de la journée ou du climat ?	A dor é dependente da hora do dia?
Qu'est-ce qui a déclenché la douleur ?	Como é que a dor foi desencadeada?
Quand la douleur est-elle apparu ?	Desde quando?
À quel point la douleur est-elle forte ?	Quão forte?
Pouvez-vous décrire la douleur que vous ressentez ?	Como é que a dor se parece?
La douleur est-elle constante ou brève?	A dor é constante ou curta?
La douleur s'est-elle déplacée ou a t'elle changé récemment ?	A dor alterou-se ou mudou recentemente?
La douleur irradie-t-elle dans d'autres zones du corps ?	A dor irradia para outras áreas do corpo?
Avez-vous subi un traumatisme ou un choc violent ?	Houve um trauma ou um impacto violento?
Avez-vous déjà été opéré ?	Você já foi operado?
Avez-vous de la fièvre ?	Você tem febre?
Avez-vous des vomissements ou des nausées ?	Você tem vómitos ou náuseas?
Toussez-vous ?	Você tosse?
Avez-vous des changements sur la peau ?	Você tem alterações na pele?
Quand avez-vous mangé pour la dernière fois ?	Quando é que você comeu?
Quelle quantité avez-vous mangé ?	Quanto é que você comeu?
Qu'avez-vous mangé ?	O que é que você comeu?
Quand avez-vous digéré pour la dernière fois ?	Quando foi o seu último movimento do intestino?

Avez-vous eu la diarrhée ?	Você já teve diarreia?
Comment étaient la couleur et l'odeur de vos selles ?	Como eram a cor e o cheiro?
Quand avez-vous uriné pour la dernière fois ?	Quando é que você urinou pela última vez?
Avez-vous des douleurs quand vous urinez ?	Doeu quando você urinou?
Quelles sont la couleur et l'odeur de l'urine ?	Qual é a cor e cheiro da urina?
Avez-vous actuellement vos règles ?	Atualmente, você tem o seu período menstrual?
Avez-vous des allergies ou des intolérances ?	Você tem alergias ou intolerâncias?
Avez-vous d'autres maladies ?	Você tem outras doenças?
Prenez-vous des médicaments ?	Você está a tomar alguma medicação?
Avez-vous pris des médicaments aujourd'hui ?	Medicação foi administrada hoje?
Avez-vous des douleurs dans cette zone du corps ?	Você tem dor nesta área do seu corpo?

Histoire sociale / História Social

Quel est votre nom ?	Qual é o o seu nome?
Quel âge avez-vous ?	Quantos anos você tem?
Quel est votre sexe ?	Qual é o seu sexo?
Quel est votre état civil ?	Qual é o seu estado civil?
Avec qui vivez-vous ?	Com quem você vive junto?
Quel est votre plus haut niveau d'étude ?	Qual é o seu nível mais elevado de escolaridade?
Quelle est votre profession ?	Qual é a sua profissão aprendida?
Que faites-vous dans la vie ?	O que é que você faz profissionalmente?

Où travaillez-vous ?	Onde é que você trabalha?
Combien d'heures travaillez-vous par semaine ?	Quantas horas é que você trabalha por semana?
Depuis quand ne pouvez-vous plus travailler ?	Desde quando é que você não pode trabalhar?
Pourquoi ne pouvez-vous pas travailler?	Por que motivo você não pode trabalhar?
Êtes-vous à la retraite ?	Você está aposentado?
Avez-vous assez d'argent pour vivre ?	Você tem dinheiro suficiente?
Êtes-vous actuellement malade ?	Você está atualmente doente?
Pratiquez-vous une activité physique régulière ?	Você pratica desporto?
Quel sport pratiquez-vous ?	Que desporto você está a praticar?
Quels sont vos loisirs ?	Quais são os seus passatempos?

Examen clinique / Exame físico

Entrez.	Entre.
Je veux vous examiner.	Quero examinar você.
Je vais vous faire une injection intraveineuse.	Vou dar-lhe uma agulha intravenosa.
Allongez-vous s'il vous plaît.	Por favor, deite-se.
Levez-vous.	Por favor, levante-se.
Ouvrez la bouche s'il vous plaît.	Por favor, abra a sua boca.
Déshabillez-vous s'il vous plaît.	Por favor, dispa-se.
Détendez-vous.	Relaxe.
Respirez profondément.	Respire profundamente.
Retenez votre souffle s'il vous plaît.	Por favor, segure a sua respiração.
Toussez fort.	Tussa fortemente.

Faites ce mouvement s'il vous plaît.	Por favor, faça o seguinte movimento.
Suivez mon doigt s'il vous plaît.	Por favor, olhe para o meu dedo.
Montrez-moi où vous avez mal.	Por favor, mostre-me a parte do seu corpo.
Fermez les yeux s'il vous plaît.	Por favor, feche os seus olhos.
Je vais prendre votre pouls.	Eu quero tomar o pulso.
Je vais mesurer votre pression artérielle.	Eu quero medir a pressão arterial.
Je vais prendre votre température.	Eu quero medir a temperatura.
Tirez la langue.	Estenda a sua língua.
Poussez contre ma main.	Empurre contra a minha mão.
Appuyez sur ma main.	Pressione a minha mão.
Bonne nuit.	Boa noite.

Français	Russe
Les Urgences	**Чрезвычайные**
À l'aide	Помощь
Avez vous besoin d'aide ?	Вам нужна помощь?
Y at-il un risque pour les aidants ?	Есть ли риск для первых помощников?
Obtenez de l'aide.	Получить помощь.
Appellez un medecin.	Вызвать врача.
Appellez la police.	Вызвать полицию.
Appelez les pompiers.	Вызвать пожарных.
Où se trouve l'hôpital le plus proche ?	Где ближайшая больница?
Y a-t-il une urgence ?	Это чрезвычайная ситуация?
Qu'est-il arrivé ?	Что произошло?
Où cela s'est-il passé ?	Где это произошло?
Quand est-ce arrivé ?	Когда это произошло?
Quel a été l'élément déclencheur ?	Что послужило причиной?
Y at-il des informations médicales importantes sur la personne concernée?	Есть ли важная медицинская информация о пострадавшем?
Quels sont les symptômes ?	Какие симптомы?
Y a-t-il des douleurs à la poitrine ?	Есть ли боли в груди?
Combien de personnes sont blessées ?	Сколько людей получили ранения?
La personne a-t-elle des allergies ?	Имеется ли у человека аллергия?
La personne concernée prend t'elle un médicament anti-coagulants ?	Принимает ли пострадавший разжижающие кровь лекарства?

La personne concernée prend t'elle des médicaments ?	Принимает ли пострадавший какие-либо лекарства?
Y at-il des médicaments d'urgence ?	Есть ли экстренные лекарства?
Y at-il eu usage de drogues illicites ?	Были ли приняты наркотики?
La personne a t'elle été opérée récemment ?	Был ли человек недавно оперирован?
Quand est-ce que la personne a mangé pour la dernière fois ?	Когда человек в последний раз принимал пищу?
Qu'a t'elle mangé ?	Какая пища была принята?
Comment se fait-il à l'événement ?	Как это произошло?
Que s'est il passé juste avant ?	Что случилось непосредственно перед этим?
La personne concernée souffre t'elle d'une maladie quleconque ?	Есть ли у пострадавшего какие-либо заболевания?
La personne concernée souffre t'elle de diabete ?	Является ли пострадавший диабетиком?
Est-ce que la personne concernée souffre d'une maladie métabolique ?	Есть ли у пострадавшего метаболическое заболевание?
Est-ce que la personne concernée souffre d'une maladie cardiaque ?	Есть ли у пострадавшего болезнь сердца?
Quel a été le déclencheur ?	Что спровоцировало это?
la personne concernée a t'elle des facteurs risque ?	Имеет ли человек медицинские факторы риска?

Déclarations utiles | **Полезные заявления**

Bonjour	Здравствуйте
Mon nom est	Меня зовут
Quel est votre nom ?	Как вас зовут?
N'ayez aucune crainte	Не бойтесь.
Je veux vous aider.	Я хочу помочь вам.

Entrez.	Войдите.
Parlez lentement s'il vous plait.	Пожалуйста, говорите помедленнее.
Veuillez répéter.	Пожалуйста, повторите.
Je ne comprends pas cela.	Я не понимаю.
Oui	Да
Non	Нет
peut-être	Возможно
Je ne sais pas.	Я не знаю.
Je vous remercie	Спасибо
Au revoir	До свидания
Demain	Завтра
Aujourd'hui	Сегодня
Hier	Вчера
J'ai besoin d'aide.	Мне нужна помощь.
J'ai besoin d'un medecin.	Мне нужен врач.
Êtes-vous d'accord ?	Вы согласны?
Urgence	Чрезвычайная ситуация
Accident	Несчастный случай
Feu	Пожар
aucun problème	Без проблем
Je suis malade.	Я болен.
Je suis en bonne santé.	Я здоров.
j'ai besoin	Мне нужно

J'aimerais	Мне бы хотелось
Vous devez	Вы должны
Avez-vous des questions ?	У вас есть вопросы?
J'ai un problème.	У меня проблема.
J'ai mal.	Мне больно.
Je besoin de médicaments.	Мне нужны лекарства.
Où se trouve l'hôpital le plus proche ?	Где ближайшая больница?
Je reviens tout de suite.	Я сейчас вернусь.
Détendez vous.	Расслабьтесь.
Ici	Вот
Là	Там
Police	полиция
Zéro	Ноль
Un	Один
Deux	Два
Trois	Три
Quatre	Четыре
Cinq	Пять
Six	Шесть
Sept	Семь
Huit	Восемь
Neuf	Девять
Dix	Десять

Secondes	Секунды
Minutes	Минуты
Heures	Часы
Journées	Дни
Semaines	Недели
Mois	Месяцы
Années	Года
Personnes	Люди
Allaitement	**уход**
Salut, je suis votre infirmier (infirmière) et mon nom est	Здравствуйте, я буду вашей медсестрой, и меня зовут
Quel est votre nom ?	Как вас зовут?
Quel âge avez-vous ?	Сколько вам лет?
Quelles langues parlez-vous ?	На каких языках вы говорите?
Parlez-vous ma langue ?	Вы говорите на моем языке?
Asseyez-vous s'il vous plaît.	Пожалуйста, сядьте.
Levez-toi s'il vous plaît.	Пожалуйста, встаньте.
Inspirez	вдохните
Expirez	выдохните
Je veux vous aider.	Я хочу помочь вам.
Comment allez-vous ?	Как дела?
Pourquoi etes-vous ici ?	Почему вы здесь?

À combien évaluerez vous l'intensité de votre douleur sur une échelle de zéro à dix, zéro signifiant aucune douleur ?	Насколько сильна ваша боль по шкале от нуля до десяти, если ноль - отсутствие боли?
Avez-vous besoin d'aide ?	Вам нужна помощь?
Avez-vous besoin d'aide pour manger ?	Вам нужна помощь с приемом пищи?
Avez-vous besoin d'aide pour votre hygiène personnelle ?	Вам нужна помощь с личной гигиеной?
Avez-vous besoin d'aide pour utiliser les toilettes ?	Вам нужна помощь с использованием туалета?
Avez-vous besoin d'aide pour vous habiller ?	Нужна помощь при одевании?
Pouvez-vous marcher ?	Можете ли вы ходить?
Avez-vous des allergies aux médicaments ?	Есть ли у вас аллергия на лекарства?
Quelles maladies avez-vous ?	Есть ли у вас какие-либо заболевания?
Avez-vous mal ?	Больно ли вам?
Avez-vous besoin d'antalgiques ?	Вам нужны обезболивающие?
Avez-vous besoin de somnifères ?	Вам нужно снотворное?
Avez-vous faim ?	Вы голодны?
Où est-ce que ça fait mal ?	Где болит?
Est-ce que la douleur est devenu plus forte ?	Боль стала сильнее?
Depuis quand avez-vous ces symptômes ?	С какого времени у вас появились эти симптомы?
Etes-vous enceinte ?	Вы беременны?
Avez-vous des nausées ?	Есть ли у вас тошнота?
Prenez vous des médicaments ?	Вы принимаете какие-либо лекарства?

Avez-vous besoin de médicaments ?	Вам нужны лекарства?
Avez-vous été à l'hôpital ?	Были ли вы ранее в больнице?
Avez-vous été aux toilettes ?	Были ли вы в туалете?
Voulez-vous aller à la salle de bain ?	Вы хотите пойти в уборную?
Je veux vous laver.	Я помогу вам с мытьем.
Je veux vous déplacer.	Я хочу переместить вас.
Je veux prendre votre pouls.	Я хочу померить ваш пульс.
Je veux mesurer votre pression artérielle.	Я хочу измерить ваше кровяное давление.
Je veux prendre votre température.	Я хочу измерить вашу температуру.
Je veux voir le bandage.	Я хочу взглянуть на повязку.
Nous vous examinerons régulièrement.	Мы будем регулярно вас осматривать.
Veuillez prendre ces médicaments.	Пожалуйста, примите эти препараты.
Appuyez sur le bouton si vous avez besoin d'aide.	Нажмите кнопку, если вам нужна помощь.
Appellez à l'aide avant de vous lever.	Обратитесь за помощью, прежде чем встать.
Je vais vous faire une injection.	Я сделаю вам укол.
Avez-vous besoin d'autre chose ?	Вам нужно что-либо еще?
Bonne nuit	Доброй ночи
Je vous souhaite bonne chance.	Я желаю вам удачи.

Histoire médicale générale	Общая история болезни
Bonjour, je suis votre médecin et mon nom est	Здравствуйте, я ваш врач и мое имя
Quelle est votre profession ?	Чем вы занимаетесь?
Où travaillez vous ?	Где вы работаете?
Pourquoi etes-vous venu ?	Почему вы пришли к нам?
Quels sont vos symptômes ?	Какие у вас симптомы?
Depuis quand avez-vous ces symptômes ?	С каких пор у вас появились эти симптомы?
Quel votre ton nom ?	Как вас зовут?
Quel âge avez-vous ?	Сколько вам лет?
Quelle est votre taille et quel est votre poids corporel ?	Какой ваш рост и вес?
Etes-vous blessé ?	Вам больно?
Etes-vous malade ?	Вы больны?
Avez-vous déjà été opéré ?	Вы когда-нибудь делали операцию?
Avez-vous des allergies ?	Есть ли у вас аллергия?
Avez-vous des nausées ou des vomissements ?	Есть ли у вас тошнота или рвота?
Avez-vous d'autres maladies ?	Есть ли у вас другие заболевания?
Avez-vous mal ?	Вам больно?
Prenez-vous des médicaments ?	Вы принимаете какие-либо лекарства?
Avez été à l'étranger au cours des six derniers mois ?	Были ли вы за границей за последние шесть месяцев?
Quels vaccins avez-vous eu ?	Какие прививки у вас есть?
Vos selles ressemblent a quoi ?	Как выглядят ваши фекалии?

Qu'avez-vous mangé ces derniers jours?	Что вы ели за последние дни?
Avez-vous de la fièvre ?	Есть ли у вас температура?
Avez-vous perdu involontairement du poids au cours des six derniers mois ?	Похудели ли вы в течение последних шести месяцев?
Avez-vous transpirer au point de devoir vous changer durant les nuits ?	Есть ли у вас настолько сильное потоотделение, что вам приходится переодеваться по ночам?
Y a-t-il des maladies dans votre famille proche ?	Есть ли какие-либо заболевания в вашей семье?
Y at-il des maladies génétiques dans votre famille ?	Существуют ли генетические заболевания в вашей семье?
Est-ce que vous fumez ?	Вы курите?
Est-ce que vous consomez de l'alcool ?	Вы употребляете алкоголь?
Êtes-vous sexuellement actif ?	Вы сексуально активны?
Etes-vous enceinte ?	Вы беременны?
Prenez-vous des médicaments ?	Принимаете ли вы наркотики?
Avez-vous une dépendance ?	Есть ли у вас зависимость?
Faites-vous du sport ?	Занимаетесь ли вы спортом?
Avez-vous des parents qui peuvent vous aider ?	У вас есть родственники, которые могут помочь вам?
Souffrez-vous d'un handicap ?	Есть ли у вас инвалидность?
Quel est votre numéro de téléphone ?	Какой ваш номер телефона?
Quel médecin vous a envoyé ici ?	Какой врач направил вас сюда?
Qui est votre médecin de famille ?	Кто ваш семейный врач?
Y a-t-il des maladies dans votre environnement ?	Есть ли какие-либо заболевания в вашем окружении?
Avez-vous des contacts avec des animaux ?	Контактируете ли вы с животными?

Travaillez-vous avec la nourriture ?	Работаете ли вы с продуктами питания?
Quels sont vos loisirs ?	Какие у вас хобби?
Avez-vous des contacts avec des substances toxiques ?	Контактируете ли вы с токсичными веществами?
Avez-vous pris des médicaments avant l'apparition des symptômes ?	Принимали ли вы какие-либо лекарства до появления симптомов?
Avez-vous voyagé récemment ?	Вы путешествовали в последнее время?
Où avez-vous voyagé ?	Где вы путешествовали?
Pour combien de temps avez-vous voyager ?	Как долго вы путешествовали?
Quand avez-vous voyagé ?	Когда вы путешествовали?
Qu'avez-vous fait pendant votre voyage ?	Что вы делали во время поездки?
Avez-vous eu des contacts avec la population locale ?	Был ли у вас контакт с местным населением?
Souffrez-vous de la tuberculose ?	Вы страдаете от туберкулеза?
Avez-vous le VIH ou le sida ?	Есть ли у вас ВИЧ или СПИД?
Avez-vous l'hépatite ?	Если у вас есть гепатит?
Avez-vous contact avec les immigrés ?	Контактируете ли вы с иммигрантами?
Êtes-vous homosexuel ?	Вы гомосексуалист?

Médecine interne — Медицина внутренних органов

Quels sont les symptômes actuels ?	Каковы текущие симптомы?
Veuillez décrire vos symptômes.	Пожалуйста, опишите ваши симптомы.
Quand les symptômes ont-ils commencé ?	Когда начались симптомы?
Comment sont apparu les symptômes ?	Как протекали симптомы?

Quelle était l'intensité des symptômes?	Насколько интенсивны были симптомы?
Y avait-il un déclencheur pour les symptômes ?	Чем были спровоцированы симптомы?
Comment est votre respiration ?	Как ваше дыхание?
A quand remonte le diagnostic ?	Когда был поставлен диагноз?
Comment a évolué la maladie jusqu'à présent ?	Как протекала болезнь до сих пор?
Quelle a été la fréquence des crises précédentes ?	Как часто случались предыдущие приступы?
Y avait-il une aggravation de la maladie?	Было ли обострение болезни?
Y a t-il eu un test pris ?	Был ли взят анализ?
Y a-t-il des allergies ?	Существуют ли какие-либо аллергии?
Quels sont les symptômes de l'allergie?	Каковы симптомы аллергии?
À quelle fréquence avez-vous des symptômes de l'allergie ?	Как часто у вас возникают симптомы аллергии?
Est-ce que l'allergie a déjà été examinée par un médecin ?	Аллергия уже была осмотрена врачом?
Des médicaments ont t'il été administrés ?	Принимали ли вы какие-либо лекарства?
Avez-vous un inhalateur ?	У вас есть ингалятор?
Prenez-vous des médicaments régulièrement ?	Принимаете ли вы лекарства на регулярной основе?
Est-ce que ces symptômes se sont déjà produient dans le passé ?	Эти симптомы уже случались в прошлом?
Y at-il un livré de santé ?	Имеется ли медицинская карта?
Avez-vous un certificat de vaccination?	Есть ли у вас справка о прививках?
Avez-vous peur ?	Вы напуганы?
Depuis quand avez-vous eu de la fièvre?	С какого времени у вас температура?

Quelle est l'intensité la fièvre ?	Насколько высокая у вас температура?
Êtes-vous somnolent ?	Чувствуете ли вы сонливость?
Votre attention est-elle altérée ?	Ослаблено ли ваше внимание?
Comment est votre comportement en ce qui concerne la consommation d'alcool ?	Каков ваш питьевой режим?
Quand était la dernière fois ou vous avez uriner ?	Когда последний раз было мочеиспускания?
Comment étaient la couleur et l'odeur de l'urine ?	Какими были цвет и запах мочи?
Avez vous la diarrhée ?	Есть ли у вас диарея?
Etes vous constipé ?	Есть ли у вас запор?
Y-a-t-il eu une perte de poids ?	Была ли у вас потеря веса?
Quel était votre poids avant la maladie?	Сколько вы весили до болезни?
Avez vous été en contact avec des malades ?	Находились ли вы в контакте с больными людьми?
Avez-vous eu ces symptômes auparavant ?	Были ли у вас эти симптомы раньше?
Avez vous des malades dans la famille?	Есть ли больные люди в вашей семье?
Avez-vous des brûlures d'estomac ?	Есть ли у вас изжога?
Avez-vous des douleurs abdominales ?	Есть ли у вас боли в животе?
Avez-vous la diarrhée ?	Есть ли у вас понос?
Quelle est votre type alimentation ?	Какое у вас питание?
Avez-vous d'autres conditions médicales ?	Есть ли у вас другие заболевания?
Prenez-vous des antibiotiques ?	Вы принимаете антибиотики?

Avez-vous remarqué des changements physiques au cours de l'ingestion de certains aliments ?	Заметили ли вы физиологические проявления при приеме определенных продуктов?
Comment se passe le développement des symptômes ?	Как происходит развитие симптомов?
Avez-vous mal ?	У вас что-то болит?
Avez-vous de la fièvre ?	У вас есть температура?
Vous sentez-vous faible ?	Чувствуете ли вы слабость?
Avez-vous des nausées ?	Чувствуете ли вы тошноту?
Avez-vous vomi ?	Была ли у вас рвота?
Y at-il une décoloration des selles ou de l'urine ?	Есть ли обесцвечивание кала или мочи?
Votre poids a-t-il changé ces derniers temps ?	Изменился ли ваш вес за последнее время?
Quelles sont les maladies que vous avez eu dans le passé ?	Какие заболевания были у вас в прошлом?
Prenez-vous des drogues illicitess ?	Принимаете ли вы наркотики?
Avez-vous été dans d'autres pays ces derniers temps ?	Были ли вы в других странах в последнее время?
Consomez-vous de l'alcool ?	Вы употребляете алкоголь?
Est-ce que vous prenez des médicaments ?	Вы принимаете какие-либо лекарства?
Avez-vous déjà reçu des transfusions sanguines ?	Переливали ли вам когда-нибудь кровь?
La couleur de votre peau a t'elle changé ?	Изменился ли ваш цвет кожи?
Buvez-vous du café ?	Вы пьете кофе?
Prenez-vous des laxatifs ?	Принимаете ли вы слабительные?
Mangez-vous sainement ?	Вы правильно питаетесь?
Veuillez me montrer la partie du corps.	Пожалуйста, покажите мне это место.

Y a-t-il des problèmes ou des anomalies dans les reins ou les organes urinaires ?	Есть ли какие-либо проблемы или нарушения в почках или мочевых органах?

Chirurgie — Хирургия

Nous devons opérer.	Мы должны оперировать.
N'ayez pas peur.	Не бойтесь.
Avez-vous reçu un traitement médical ces derniers temps ?	Получали ли вы лечение в последнее время?
Prendez-vous des médicaments ?	Вы принимаете какие-либо лекарства?
Avez-vous un trouble du saignement ?	Есть ли у вас нарушения со свертываемостью крови?
Avez-vous une allergie ?	Есть ли у вас аллергия?
Avez-vous une maladie infectieuse ?	Есть ли у вас инфекционное заболевание?
Avez-vous une maladie cardiovasculaire ?	У вас есть сердечно-сосудистые заболевания?
Avez-vous une maladie des voies respiratoires ou les poumons ?	Есть ли у вас заболевание дыхательных путей или легких?
Avez-vous une maladie du système digestif ?	Есть ли у вас заболевание пищеварительной системы?
Avez-vous un trouble métabolique ?	У вас есть нарушение обмена веществ?
Avez-vous un trouble du système nerveux ?	Есть ли у вас расстройство нервной системы?
Avez-vous un glaucome ?	Есть ли у Вас глаукома?
Avez-vous d'autres maladies ?	Есть ли у вас другие заболевания?
Avez-vous déjà eu une tumeur ?	У вас когда-нибудь была опухоль?
Avez-vous eu une maladie des yeux ?	Были ли у вас заболевания глаз?
Votre thyroïde est elle malade ?	Есть ли у вас проблемы с щитовидной железой?

Avez-vous déjà été opéré auparavant ?	Вас когда-нибудь оперировали?
Avez-vous des implants dans le corps ?	Есть ли у вас в теле имплантаты?
Avez-vous de fausses dents ?	У вас есть вставные зубы?
Avez-vous déjà eu une occlusion vasculaire ?	У вас когда-нибудь была сосудистая окклюзия?
Avez-vous déjà eu une altération de la cicatrisation ?	Бывают ли у вас трудности с заживлением ран?
Pourriez-vous être enceinte ?	Можете ли вы быть беременной?
Avez-vous été vacciné contre le tétanos ?	Есть ли у вас прививки от столбняка?

Anesthésiologie

анестезиология

Quel âge avez-vous ?	Сколько вам лет?
Quelle est votre taille ?	Какой у вас рост?
Quel est votre poids corporel ?	Какой у вас вес?
Êtes-vous un homme ou une femme ?	Вы мужчина или женщина?
Quel est votre travail ?	В какой сфере вы работаете?
Avez-vous eu une infection au cours des quatre dernières semaines ?	Были ли у вас инфекции в течение последних четырех недель?
Si oui, la quelle ?	Если да, то какая?
Avez-vous déjà eu une maladie infectieuse comme le VIH ou la tuberculose ?	Были ли у вас инфекционные заболевания, такие как ВИЧ или туберкулез?
Avez-vous reçu un traitement médical ces derniers temps ?	Получали ли вы медицинское лечение в последнее время?
Est-ce que vous prenez régulièrement des médicaments ?	Вы принимаете какие-либо лекарства регулярно?
Avez-vous déjà été opéré ?	Вы когда-нибудь делали операцию?
Avez-vous déjà reçu une anesthésie générale, anesthésie loco-régionale ou anesthésie locale ?	Вам когда-нибудь делали общую анестезию, регионарную анестезию или местную анестезию?

Y at-il déja eu des problèmes liés à l'anesthésie dans la famille proche ?	Были ли в вашей семье проблемы, связанные с анестезией?
Avez-vous ou vos proches la prédisposition à une forte fièvre pendant ou après l'anesthésie ?	Есть ли у вас или ваших родственников предрасположенность к высокой температуре во время или после анестезии?
Y at-il une tendance de nausées ou des vomissements ?	Существует ли тенденция тошноты или рвоты?
Avez-vous déjà reçu une transfusion sanguine oude composants sanguins ?	Вы когда-нибудь получали переливание крови или компонентов крови?
Y at-il une allergie quelconque tel que le rhume des foins ou l'asthme allergique ou l'intolérance à certaines substances ?	Есть ли аллергии, например, сенная лихорадка, аллергическая астма или непереносимость определенных веществ?
Est-ce que l'essoufflements se produit pendant l'exercice physique ?	Возникает ли одышка при физической нагрузке?
Y at-il une maladie respiratoire ou pulmonaire ?	Есть ли дыхательные или легочные заболевания?
Avez-vous de forts ronflements nocturnes, l'apnée du sommeil, la paralysie des cordes vocales ou une paralysie diaphragmatique ?	Есть ли ночной тяжелый храп, апноэ во время сна или паралич голосовых связок или диафрагмальной паралич?
Souffrez-vous d'une maladie vasculaire?	Страдаете ли вы от сосудистых заболеваний?
Avez-vous jamais eu une occlusion vasculaire par des caillots sanguins ?	Случалась ли у вас когда-либо закупорка сосудов кровяными сгустками?
Avez-vous ou un membre de votre famille une tendance à saigner ?	Есть ли у вас или члена вашей семьи повышенная склонность к кровотечению?
Avez-vous un trouble du système digestif ?	Есть ли у вас расстройство пищеварительной системы?
Souffrez-vous de brûlures d'estomac ?	Страдаете ли вы от изжоги?

Y a t'il une maladie du foie, de la vésicule biliaire ou des voies biliaires ?	Есть ли заболевание печени, желчного пузыря или желчных протоков?
Y at-il une maladie ou une anomalie dans les organes des reins ou des voies urinaires ?	Есть ли болезнь или патология в почках или мочевых органах?
Avez-vous une maladie métabolique comme la goutte ou le diabète ?	Есть ли у вас метаболические заболевания, такие как подагра или диабет?
Y at-il un trouble de la thyroïde ?	Есть ли заболевание щитовидной железы?
Y at-il une maladie musculaire, ou un trouble musculo-squelettique ?	Есть ли скелетно-мышечные нарушения?
Y at-il un trouble du système nerveux ?	Есть ли у вас расстройство нервной системы?
Y at-il une maladie des yeux ?	Есть ли у вас заболевание глаз?
Y at-il d'autres maladies ?	Существуют ли какие-либо другие заболевания?
Y a-t-il une condition particulière au niveau des dents ?	Ваши зубы проходят какое-либо специальное лечение?
Y at-il des implants dans le corps ?	Есть ли в вашем теле имплантаты?
Utilisez-vous régulièrement le tabac ?	Вы регулярно употребляете табак?
Buvez-vous régulièrement de l'alcool ?	Вы регулярно пьете алкоголь?
Prenez-vous des drogues illégales ?	Принимаете ли Вы какие-либо наркотики?

Gynécologie et obstétrique   **Гинекология и акушерство**

Nous devons opérer.	Мы должны оперировать.
N'ayez pas peur.	Не бойтесь.
Nous n'allons pas faire de mal à votre enfant.	Мы не навредим вашему ребенку
Nous devons faire une césarienne.	Нам нужно выполнить кесарево сечение.

Qui vous a envoyé chez nous ?	Кто направил вас к нам?
Qui est votre gynécologue ?	Кто ваш врач-гинеколог?
Qui est votre médecin de famille ?	Кто ваш семейный врач?
Quelle est la raison de votre visite ?	Какова причина вашего визита?
Avez-vous des problèmes de santé ?	Есть ли у вас существующие медицинские назначения?
Avez-vous déjà été opéré ?	Вы когда-нибудь делали операцию?
Est-ce que vous fumez ?	Вы курите?
Buvez-vous régulièrement de l'alcool ?	Вы регулярно пьете алкоголь?
Avez-vous des allergies ?	Есть ли у вас аллергия?
Si oui, quelles allergies ?	Если да, то какие аллергии?
Quand a été votre dernier dépistage du cancer ?	Когда вы последний раз проверялись на рак?
Quelle est votre taille ?	Какой у вас рост?
Quel est votre poids ?	Сколько вы весите?
Combien de grossesses avez-vous eues?	Сколько раз вы были беременны?
À combien d'enfants avez-vous donné naissance ?	Сколько детей вы родили?
Y a-t-il eu des complications lors de l'accouchement ?	Были ли какие-либо осложнения при родах?
Avez-vous actuellement vos règles ?	У вас сейчас менструальный цикл?
Quand avez-vous eu vos règles pour la première fois ?	Когда произошла ваша первая менструация?
Avez-vous des douleurs avant ou pendant vos règles ?	Есть ли у вас боли до или во время менструации?
À quand remonte la dernière fois que vous avez eu vos règles ?	Когда в последний раз у вас был ваш менструальный цикл?
Depuis quand êtes-vous ménopausée ?	Когда началась ваша менопауза?

Prenez-vous la pilule ?	Вы принимаете противозачаточные средства?
Quel médicament prenez-vous en ce moment ?	Какие лекарства вы принимаете в данный момент?
Prenez-vous d'autres hormones ?	Принимаете ли вы какие-либо другие гормоны?
Avez-vous eu un cancer du sein ?	Был ли у вас рак молочной железы?
Avez-vous eu un cancer des ovaires ?	Был ли у вас рак яичников?
Avez-vous eu un cancer du col de l'utérus ?	Был ли у вас рак шейки матки?
Avez-vous eu un cancer ?	Был ли у вас рак?
Avez-vous eu d'autres cancers ?	У вас были другие виды рака?
De combien de semaines êtes-vous enceinte ?	Как долго длилась беременность в неделях?
Avez-vous déjà fait une fausse couche?	У вас когда-нибудь случался выкидыш?
Quelle était la position du foetus ?	Какова была позиция плода?
Combien de temps a duré la grossesse?	Какова была продолжительность и ход родов?
Avez-vous eu des difficultés ou des complications à l'accouchement ?	Были ли какие-либо трудности или осложнения при родах?
À quoi ressemblait le liquide amniotique ?	Как выглядела амниотическая жидкость?
Quel était le score d'Apgar ?	Какова была оценка по шкале Апгара?
Quels ont été la longueure, le poids de l'enfant à la naissance et la circonférence de la tête à la naissance?	Каковы были длина родов, вес при рождении и окружность головы при рождении?
Combien de grossesses avez-vous eues, y compris la grossesse actuelle ?	Сколько у вас было беременностей, включая текущую?
Combien d'enfants avez-vous, en comptant celui-ci ?	Сколько у вас детей, включая данного?
Comment s'est passé votre grossesse ?	Как протекала беременность?

Avez-vous bu de l'alcool pendant la grossesse ?	Вы употребляли алкоголь во время беременности?
Avez-vous fumé pendant la grossesse ?	Вы курили во время беременности?
Avez-vous consommé de la drogue au cours de la grossesse ?	Вы употребляли наркотики во время беременности?
Avez-vous pris des médicaments durant la grossesse ?	Вы принимали лекарства во время беременности?
Y a t'il eu des complications durant la grossesse ?	Были ли какие-либо осложнения во время беременности?
Avez-vous saigné durant la grossesse ?	Были ли кровотечения во время беременности?
Avez-vous eu des contractions prématurées durant la grossesse ?	Был ли преждевременные роды во время беременности?
Avez-vous eu d'autres maladies ?	Есть ли у вас другие заболевания?
Avez-vous le diabète ?	Вы страдаете от диабета?
Quels vaccins avez-vous reçus ?	Какие прививки вы получили?
Avez-vous eu une infection durant la grossesse ?	Были ли у вас инфекции во время беременности?
Avez-vous fait un test de dépistage du streptocoque B ?	Был ли проведен анализ на стрептококки?
Quel est votre groupe sanguin et votre rhésus ?	Какова ваша группа крови и ваш резус-фактор?
Quel est le groupe sanguin du père et son Rhésus ?	Какова группа крови отца и резус-фактор отца?

Pédiatrie

Педиатрия

Quel âge a l'enfant ?	Сколько лет ребенку?
Quel est le poids de l'enfant ?	Каков вес ребенка?
Quelle est votre impression de l'enfant?	Как вы оцениваете общее состояние ребенка?
À quelle dose avez-vous pris cette substance ?	Сколько было принято данного вещества?

Le comportement de l'enfant a-t-il changé ?	Изменилось ли поведение ребенка?
Quelle substance a été prise ?	Какое вещество было принято?
Quand la substance a-t-elle été prise ?	Когда вещество было принято?
Avez-vous actuellement des symptômes ?	Какие присутствуют симптомы?
Quel était le poids de l'enfant à la naissance ?	Какова была масса тела при рождении?
Quelle était la taille de l'enfant à la naissance ?	Каков был рост ребенка при рождении?
Quelles maladies l'enfant a-t-il eu ?	Какие детские болезни у вас были?
Quels vaccins l'enfant at-il reçu ?	Какие прививки делали ребенку?
Y a-t-il des maladies chroniques ?	Существуют ли какие-либо хронические заболевания?
Comment se sent l'enfant ?	Как чувствует себя ребенок?
Depuis quand a t-il ces symptômes ?	С каких это пор появились эти симптомы?
L'enfant a t-il souvent des vomissements et la diarrhée au cours de la journée ?	Как часто бывает рвота и диарея в течение дня?
Comment se sont développé ses symptômes ?	Как происходит развитие симптомов?
Quelle est la texture des régurgitations?	Как выглядит рвота?
Quelle est la texture de la diarrhée ?	Как выглядит диарея?
Quelle quantité de liquide l'enfant boit-il au cours de la journée ?	Сколько жидкости выпил ребенок?
Avez-vous remarquer une changement du poids de l'enfant depuis le début des symptômes ?	Как происходит развитие массы тела с момента появления симптомов?
Y a t-il d'autres symptômes ?	Существуют ли другие симптомы?
Y a t-il de la fièvre ?	Есть ли температура?

Y a t-il des allergies alimentaires connues ?	Известны ли какие-либо пищевые аллергии?
Des antibiotiques ont-ils été pris avant l'apparition des symptômes ?	Были ли приняты антибиотики до появления симптомов?
Comment était le vomi ?	Как выглядела рвота?
Quelle quantité a été vomi ?	Сколько было рвоты?
Combien de fois a t-il vomi ?	Как часто рвало?
Qu'est-ce que l'enfant mange et boit ?	Что ребенок ел и пил?
Est-ce que l'enfant a vomi ?	Ребенка рвало?
Quand l'enfant a t'il vomit ?	Когда ребенка рвало?
Qu'est ce que l'enfant a mangé ?	Как ребенок ест?
Quelle quantité de liquide l'enfant a t'il bu ?	Сколько ребенок пил?
À quelle fréquence la diarrhée se produit ?	Как часто происходит диарея?
Y a t-il eu des changements dans les symptômes ?	Были ли какие-либо изменения в симптомах?
Est-ce que l'enfant mange ?	Ест ли ребенок?
Est-ce que l'enfant boit encore ?	Ребенок все еще пьет?
À combien monte la fièvre ?	Насколько высокая температура?
Quand a débuté la fièvre ?	Когда началась лихорадка?
Quand la fièvre s'est elle arrêtée ?	Когда остановилась лихорадка?
L'enfant a t-il des douleurs ?	Есть ли у ребенка боли?
Est-ce que l'enfant a des allergies ?	Есть ли у ребенка аллергия?
Prend-il régulièrement des médicaments ?	Принимаете ли вы какие-либо лекарства регулярно?
A t-il déjà pris des médicaments ?	Были ли приняты какие-либо лекарства?

Les symptômes se sont-ils déjà produits par le passé ?	Симптомы уже возникали в прошлом?
Y a t-il d'autres malades dans l'entourage ?	Есть ли другие больные люди в вашей социальной среде?
L'enfant a t-il récemment été à l'étranger ?	Ездил ли ребенок был за границу в последнее время?
Les frères et sœurs sont-ils en bonne santé ?	Здоровы ли братья и сестры в настоящее время?

Orthopédie

ортопедия

Qui sont vos médecins traitants ?	У каких врачей вы лечились?
Avez-vous des allergies ou des intolérances ?	Есть ли у вас аллергия или непереносимость?
Prenez-vous des anticoagulants ?	Принимаете ли вы разжижающие кровь лекарства?
Avez-vous des problèmes sanguins ?	Есть ли у вас нарушение свертываемости крови?
Avez-vous déjà eu un ulcère à l'estomac ?	Вы когда-нибудь была язва желудка?
Avez-vous d'autres maladies ?	Есть ли у вас другие заболевания?
Est-ce que cette maladie a déjà été traitée ?	Эта болезнь уже лечилась?
Avez-vous déjà été opérée ?	Вы когда-нибудь делали операцию?
Avez-vous des implants dans le corps ?	У вас есть имплантаты в теле?
Avez-vous des prothèses métalliques dans le corps ?	Есть ли у вас какой-либо металл в теле?
Pratiquez-vous une activité physique régulière ?	Вы занимаетесь спортом?
Avez-vous déjà eu une rupture des tendons ?	Был ли у вас когда-нибудь вывих сустава?
Avez-vous déjà une fracture des os ?	Был ли у вас когда-нибудь перелом кости?
Vos articulations sont-elles douloureuses quand il fait froid ?	Болят ли ваши суставы, когда холодно?

Quand avez-vous mal au tendons ?	Когда болят суставы?
Avez-vous une raideur matinale dans les jambes ?	Бывает ли у вас ощущение утренней тяжести в ногах?
Avez-vous des tremblements dans les mains ?	Бывает ли у вас дрожь в руках?
Avez-vous une maladie musculaire ?	Есть ли у вас заболевание мышц?
Avez-vous une maladie osseuse ?	Есть ли у вас заболевание костей?

Psychiatrie et médecine psychosomatique	**Психиатрия и психосоматическая медицина**
Qui vous a référé vers nous ?	Как вы добрались до нас?
Pour quelle raison principalement ?	Какова ваша главная проблема?
Quel a été le déclencheur ?	Что спровоцировало это?
Quand est-ce que cela a commencé ?	Когда это началось?
Avez-vous peur ?	Вы напуганы?
Avez-vous pensé à vous faire du mal ?	Задумывались ли вы о причинении себе вреда?
Avez-vous souvent été déprimé / mélancolique / désespéré ?	Вы часто были в депрессии / испытывали чувство тоски / чувство безнадежности?
Avez-vous ressenti un manque d'intérêt / de plaisir lors de la pratique d'activités que vous aimez habituellement ?	Есть ли у вас чувство потерянного интереса / удовольствия в вашей деятельности?
Avez-vous une maladie mentale ?	У вас есть психическое заболевание?
Quelle maladie avez-vous ?	Какое заболевание у вас есть?
Avez-vous déjà reçu un traitement psychiatrique ?	Вы когда-нибудь проходили психиатрическое лечение?
Vivez-vous en couple ?	У вас есть сожитель(ница)?
Où habitez-vous ?	Где вы живете?

Êtes-vous endetté ?	Есть ли у вас денежный долг?
Avez-vous déjà essayé de vous suicider?	Вы когда-нибудь пытались покончить с собой?
Avez-vous déjà envisagé de faire du mal à vous-même ou à d'autres personnes ?	Планируете ли травмировать себя или других?
Pourquoi avez-vous tenté de vous suicider ?	Почему вы пытаетесь покончить с собой?
Avez-vous des métaux dans votre corps ?	Есть ли металл в вашем теле?
Avez-vous des allergies ?	Есть ли у вас аллергия на что-либо?
Avez-vous d'autres problèmes de santé?	У вас есть другие заболевания?
Y a-t-il des maladies psychiatriques dans votre famille ?	Есть ли психиатрические заболевания в вашей семье?
Avez-vous de l'appétit ?	Есть ли у вас аппетит?
Avez-vous des troubles du sommeil ?	Бывают ли у вас проблемы со сном?
Avez-vous des sautes d'humeur tout au long de la journée ?	Бывают ли у вас перепады настроения в течение дня?
Souffrez-vous d'un trouble sexuel ?	Страдаете ли вы от сексуального расстройства?
Votre poids a t-il changé récemment ?	Как изменился ваш вес за последнее время?
Fumez-vous ?	Вы курите?
Buvez-vous de l'alcool ?	Вы употребляете алкоголь?
Quelle quantité ?	Сколько?
Quels médicaments prenez-vous ?	Какие лекарства вы принимаете?
À quelle dose ?	В какой дозировке?
Quel genre de personne êtes-vous ?	Какой вы человек?
Comment vous décririez-vous ?	Как бы вы описали себя?

Pleurez-vous régulièrement ?	Часто ли вы плачете?
Comment votre vie sociale a t-elle évoluée ?	Изменились ли ваши социальные интересы?
Avez-vous des difficultés à vous concentrer durant les conversations ?	Есть ли у вас проблемы с концентрацией внимания в разговорах?
Vous sentez-vous persécuté ?	Вы чувствуете себя преследуемым?
Entendez-vous des voix que les autres n'entendent pas ?	Слышите ли вы голоса, которые другие не слышат?
Avez-vous peur des espaces restreints?	Вы боитесь ограниченного пространства?

Neurologie / **неврология**

Avez-vous une maladie neurologique ?	Есть ли у вас какие-либо неврологического заболевания?
Y a-t-il dans votre famille des troubles neurologiques connus ?	Есть ли в вашей семье неврологические расстройства?
Quand les symptômes ont-ils commencé ?	Когда начались симптомы?
Est-ce que les douleurs sont aiguës, diffuses, pendant un effort ou au repos?	Симптомы начались остро, принапряжении или в покое?
Est-ce que les symptômes augmentent?	Усиливаются ли симптомы?
Est-ce que les symptômes diminuent ?	Уменьшаются ли симптомы?
Les symptômes sont-ils irréguliers ?	Являются ли симптомы нерегулярными?
Avez-vous des vertiges ?	Бывает ли у вас головокружения?
Pouvez-vous décrire vos vertiges ?	Как вы себя чувствуете при головокружении?
Les symptômes se produisent-ils au cours d'un exercice physique, lorsque vous bougez ou sans raison apparente?	Возникают ли симптомы во время занятий спортом, в движении или спонтанно?

Avez-vous une maladie mentale ?	Есть ли у вас психическое заболевание?
Avez-vous des problèmes de santé internes ?	Есть ли у вас заболевания каких-либо внутренних органов?
Ce probleme de santé a t-il été traité par le passé ?	Лечилось ли это заболевание ранее?
À quoi ressemle la crise ?	Как протекает припадок?
Les deux côtés du corps sont-ils affectés ?	Поражаются ли обе стороны тела?
Avez-vous reçu un coup à la tête ?	Была ли травма головы?
Est que les yeux se retournent ?	Было ли косоглазие?
Combien de temps durent la crise ?	Как долго длился приступ?
À quelle fréquence apparaissent les crises ?	Как часто были судороги?
Avez-vous de la fièvre ?	Есть ли температура?
Avez-vous vomis ?	Была ли рвота?
Êtes-vous sensible à la lumière ?	Есть ли чувствительность к свету?
Quelle impression générale avez-vous de l' enfant ?	Как вы оцениваете общее состояние ребенка?
Les symptômes se sont-ils produits par le passé ?	Возникали ли такие симптомы ранее?
Qu'avez-vous pensé quand vous avez vu l'enfant présenter ces symptômes ?	Что вы подумали, когда увидели ребенка с этими симптомами?
Y a t-il d'autres maladies ou symptômes ?	Есть ли какие-либо другие заболевания или симптомы?
Des médicaments sont-ils pris régulièrement ?	Принимаются ли какие-либо лекарства регулярно?
Un médicament a t-il déjà été administré ?	Были ли введены какие-либо лекарства?
Est-ce que d'autres membres de la famille ont également des crises ?	Страдают ли припадками другие члены вашей семьи?
Avez-vous un certificat de vaccination?	Есть ли у вас справка о прививках?

Avez-vous un carnet de santé ?	Есть ли у вас медицинская карта?
Avez vous perdu la sensation à cet endroit ?	Бывает ли у вас потеря чувствительность в этой области?
Avez-vous des problèmes de vision ?	Есть ли у вас проблемы со зрением?
Avez-vous des troubles sensoriels ?	Есть ли у вас нарушения чувствительности?
Avez-vous des difficultés à marcher ?	Есть ли у вас проблемы при ходьбе?
Veuillez appuyez contre ma main.	Пожалуйста, надавите на мою руку.
Avez-vous des problèmes au niveau du goût ?	Есть ли у вас проблемы со вкусвыми рецепторами?
Avez-vous des problèmes d'audition ?	Есть ли у вас проблемы со слухом?
Avez-vous des problèmes à garder l'équilibre ?	Есть ли у вас проблемы с координацией?
Avez-vous des problèmes de mémoire?	Есть ли у вас проблемы с памятью?

Histoire de la douleur

История боли

Avez-vous des douleurs ?	Вам больно?
Les douleurs sont-elles quotidiennes ?	Ощущаете ли вы какую-либо боль в повседневной жизни?
À quelle fréquence avez-vous des douleurs ?	Как часто вы ощущаете боль?
À combien évaluerez vous l'intensité de votre douleur sur une échelle de zéro à dix, zéro signifiant aucune douleur ?	Насколько сильна ваша боль по шкале от нуля до десяти, если ноль – отсутсвие боли?
La douleur dépend t'elle du moment de la journée ou du climat ?	Зависит ли боль от времени суток?
Qu'est-ce qui a déclenché la douleur ?	Чем провоцируется боль?
Quand la douleur est-elle apparu ?	С каких пор?
À quel point la douleur est-elle forte ?	Как сильно?

Pouvez-vous décrire la douleur que vous ressentez ?	Как проявляется боль?
La douleur est-elle constante ou brève?	Является ли боль постоянной или коротковременной?
La douleur s'est-elle déplacée ou a t'elle changé récemment ?	Переместилась или изменилась ли боль за последнее время?
La douleur irradie-t-elle dans d'autres zones du corps ?	Отдает ли боль в другие областях тела?
Avez-vous subi un traumatisme ou un choc violent ?	Была ли травма или сильный удар?
Avez-vous déjà été opéré ?	Вы когда-нибудь делали операцию?
Avez-vous de la fièvre ?	У вас есть температура?
Avez-vous des vomissements ou des nausées ?	Есть ли у вас рвота или тошнота?
Toussez-vous ?	Есть ли у вас кашель?
Avez-vous des changements sur la peau ?	Есть ли у вас изменения кожного покрова?
Quand avez-vous mangé pour la dernière fois ?	Когда вы ели?
Quelle quantité avez-vous mangé ?	Сколько вы съели?
Qu'avez-vous mangé ?	Что вы ели?
Quand avez-vous digéré pour la dernière fois ?	Когда была последняя дефекация?
Avez-vous eu la diarrhée ?	Была ли у вас диарея?
Comment étaient la couleur et l'odeur de vos selles ?	Какой был цвет и запах?
Quand avez-vous uriné pour la dernière fois ?	Когда вы мочились в последний раз?
Avez-vous des douleurs quand vous urinez ?	Были ли боль при мочеиспускании?
Quelles sont la couleur et l'odeur de l'urine ?	Какой цвет и запах мочи?

Avez-vous actuellement vos règles ?	Есть ли у вас в настоящее время менструация?
Avez-vous des allergies ou des intolérances ?	Есть ли у вас аллергия или какая-либо непереносимость?
Avez-vous d'autres maladies ?	Есть ли у вас другие заболевания?
Prenez-vous des médicaments ?	Принимаете ли вы какие-либо лекарства?
Avez-vous pris des médicaments aujourd'hui ?	Принимали ли вы какие-либо лекарства сегодня?
Avez-vous des douleurs dans cette zone du corps ?	Есть ли у вас боли в этой области тела?

Histoire sociale   Социальная история

Quel est votre nom ?	Как вас зовут?
Quel âge avez-vous ?	Сколько вам лет?
Quel est votre sexe ?	Ваш пол?
Quel est votre état civil ?	Каково ваше семейное положение?
Avec qui vivez-vous ?	С кем вы живете?
Quel est votre plus haut niveau d'étude ?	Ваше образование?
Quelle est votre profession ?	Какая у вас профессия?
Que faites-vous dans la vie ?	Кем вы работаете?
Où travaillez-vous ?	Где вы работаете?
Combien d'heures travaillez-vous par semaine ?	Сколько часов в неделю вы работаете?
Depuis quand ne pouvez-vous plus travailler ?	С каких пор вы не можете работать?
Pourquoi ne pouvez-vous pas travailler?	Почему вы не можете работать?
Êtes-vous à la retraite ?	Вы на пенсии?

Avez-vous assez d'argent pour vivre ?	Есть ли у вас достаточно средств?
Êtes-vous actuellement malade ?	Больны ли вы в настоящее время?
Pratiquez-vous une activité physique régulière ?	Занимаетесь ли вы спортом?
Quel sport pratiquez-vous ?	Каким вид спорта вы занимаетесь?
Quels sont vos loisirs ?	Какие у вас хобби?

Examen clinique	**Физические методы медицинской диагностики**
Entrez.	Войдите.
Je veux vous examiner.	Я хочу осмотреть вас.
Je vais vous faire une injection intraveineuse.	Я сделаю вам укол внутривенно.
Allongez-vous s'il vous plaît.	Пожалуйста, ложитесь.
Levez-vous.	Пожалуйста, встаньте.
Ouvrez la bouche s'il vous plaît.	Пожалуйста, откройте рот.
Déshabillez-vous s'il vous plaît.	Пожалуйста, раздевайтесь.
Détendez-vous.	Расслабьтесь.
Respirez profondément.	Глубоко дышите.
Retenez votre souffle s'il vous plaît.	Пожалуйста, не задерживайте дыхание.
Toussez fort.	Сильно покашляйте.
Faites ce mouvement s'il vous plaît.	Пожалуйста, сделайте следующее движение.
Suivez mon doigt s'il vous plaît.	Пожалуйста, посмотрите на мой палец.
Montrez-moi où vous avez mal.	Пожалуйста, покажите мне часть тела.
Fermez les yeux s'il vous plaît.	Пожалуйста, закройте глаза.

Je vais prendre votre pouls.	Я хочу проверить пульс.
Je vais mesurer votre pression artérielle.	Я хочу измерить кровяное давление.
Je vais prendre votre température.	Я хочу измерить температуру.
Tirez la langue.	Покажите язык.
Poussez contre ma main.	Нажмите на мою руку.
Appuyez sur ma main.	Надавите на мою руку.
Bonne nuit.	Доброй ночи.

Français	Arabe
Les Urgences	حالات الطوارئ
À l'aide	مساعدة
Avez vous besoin d'aide ?	هل تحتاج مساعدة؟
Y at-il un risque pour les aidants ?	هل هناك خطر على المساعدين ؟
Obtenez de l'aide.	احصل على مساعدة.
Appellez un medecin.	اتصل بالطبيب.
Appellez la police.	اتصل بالشرطة.
Appelez les pompiers.	اتصل بالمطافئ.
Où se trouve l'hôpital le plus proche ?	أين توجد أقربمستشفى لتالي؟
Y a-t-il une urgence ?	هل هناك حالة طارئة؟
Qu'est-il arrivé ?	ماذا حدث؟
Où cela s'est-il passé ?	أين حدث هذا؟
Quand est-ce arrivé ?	متى حدث ذلك؟
Quel a été l'élément déclencheur ?	ماذاكان العامل المسبب ؟
Y at-il des informations médicales importantes sur la personne concernée?	هل هناك أي معلومات طبية هامة حول الشخص المصاب؟
Quels sont les symptômes ?	ما هي الاعراض؟
Y a-t-il des douleurs à la poitrine ?	هل هناك ألم في الصدر؟
Combien de personnes sont blessées ?	كم عدد المصابين ؟
La personne a-t-elle des allergies ?	هل الشخص لديه حساسية ؟
La personne concernée prend t'elle un médicament anti-coagulants ?	هو المصاب يتناول دواء لمنع تخثر الدم؟
La personne concernée prend t'elle des médicaments ?	هل يتناول المصاب أدوية؟

Y at-il des médicaments d'urgence ?	هل هناك أدوية طوارئ؟
Y at-il eu usage de drogues illicites ?	هل تم تناول عقاقير؟
La personne a t'elle été opérée récemment ?	هل أجريت للشخص عمليات جراحية في الآونة الأخيرة؟
Quand est-ce que la personne a mangé pour la dernière fois ?	متى تناول الشخص الطعام آخر مرة؟
Qu'a t'elle mangé ?	ماذا أكل؟
Comment se fait-il à l'événement ?	كيف تتطور الأمر إلى هذا الحدث؟
Que s'est il passé juste avant ?	ما ذا كان يحدث قبل ذلك مباشرة؟
La personne concernée souffre t'elle d'une maladie quleconque ?	هل يعاني الشخص المصاب من أي أمراض؟
La personne concernée souffre t'elle de diabete ?	هل الشخص المصاب مريض بالسكر ؟
Est-ce que la personne concernée souffre d'une maladie métabolique ?	هل يعاني الشخص المصاب من أمراض في التمثيل الغذائي؟
Est-ce que la personne concernée souffre d'une maladie cardiaque ?	هل يعاني الشخص المصاب من مرض القلب؟
Quel a été le déclencheur ?	ماذا كان العامل المسبب؟
la personne concernée a t'elle des facteurs risque ?	هل الشخص لديه عوامل خطر طبي؟

Déclarations utiles	**تصريحات مفيدة**
Bonjour	مرحبا
Mon nom est	اسمي
Quel est votre nom ?	ما اسمك؟
N'ayez aucune crainte	لا تخافوا.
Je veux vous aider.	اريد مساعدتك.
Entrez.	ادخل.
Parlez lentement s'il vous plait.	من فضلك تحدث ببطء.

Veuillez répéter.	من فضلك كرر هذا.
Je ne comprends pas cela.	انا لا افهم ذلك.
Oui	نعم فعلا
Non	لا
peut-être	ربما
Je ne sais pas.	لا أدري، لا أعرف.
Je vous remercie	شكرا لكم
Au revoir	وداعا
Demain	غدا
Aujourd'hui	اليوم
Hier	في الامس
J'ai besoin d'aide.	انا بحاجة الى مساعدة.
J'ai besoin d'un medecin.	أحتاج إلى طبيب.
Êtes-vous d'accord ?	هل توافق؟
Urgence	حالة طوارئ
Accident	حادث
Feu	نار
aucun problème	ليس هناك أي مشكلة
Je suis malade.	انا مريض.
Je suis en bonne santé.	أنا بصحة جيدة.
j'ai besoin	احتاج
J'aimerais	أود
Vous devez	عليك أن

Avez-vous des questions ?	هل لديك أسئلة؟
J'ai un problème.	لدي مشكلة.
J'ai mal.	لدي ألم.
Je besoin de médicaments.	أحتاج إلى دواء.
Où se trouve l'hôpital le plus proche ?	أين توجد أقرب مستشفى ؟
Je reviens tout de suite.	سوف أعود قريبا.
Détendez vous.	الاسترخاء.
Ici	هنا
Là	هناك
Police	شرطة
Zéro	صفر
Un	واحد
Deux	اثنان
Trois	ثلاثة
Quatre	أربعة
Cinq	خمسة
Six	ستة
Sept	سبعة
Huit	ثمانية
Neuf	تسعة
Dix	عشرة
Secondes	ثواني
Minutes	دقائق

Heures	ساعات
Journées	أيام
Semaines	أسابيع
Mois	شهور
Années	سنوات
Personnes	اشخاص

Allaitement تمريض

Salut, je suis votre infirmier (infirmière) et mon nom est	مرحبا، أنا مقدم الرعاية الخاص بك واسمي
Quel est votre nom ?	ما اسمك؟
Quel âge avez-vous ?	كم عمرك؟
Quelles langues parlez-vous ?	ماهي اللغات التي تتحدث بها؟
Parlez-vous ma langue ?	هل تتحدث لغتي؟
Asseyez-vous s'il vous plaît.	من فضلك اجلس.
Levez-toi s'il vous plaît.	من فضلك قف.
Inspirez	شهيق
Expirez	زفير
Je veux vous aider.	اريد أن أساعدك.
Comment allez-vous ?	كيف حالك؟
Pourquoi etes-vous ici ?	لماذا أنت هنا؟
À combien évaluerez vous l'intensité de votre douleur sur une échelle de zéro à dix, zéro signifiant aucune douleur ?	مدى قوة الألم على نطاق من صفر إلى عشرة، إذا الصفر يعني عدم وجود الألم؟
Avez-vous besoin d'aide ?	هل تحتاج مساعدة؟

Avez-vous besoin d'aide pour manger ?	هل تحتاج إلى مساعدة عند تناول الطعام؟
Avez-vous besoin d'aide pour votre hygiène personnelle ?	هل تحتاج إلى مساعدة مع النظافة الشخصية؟
Avez-vous besoin d'aide pour utiliser les toilettes ?	هل تحتاج إلى المساعدة، إذا كنت بحاجة إلى استخدام المرحاض؟
Avez-vous besoin d'aide pour vous habiller ?	هل تحتاج إلى مساعدة عند ارتداء الملابس؟
Pouvez-vous marcher ?	هل يمكنك المشي؟
Avez-vous des allergies aux médicaments ?	هل لديك أي حساسية من الأدوية؟
Quelles maladies avez-vous ?	ما هي الأمراض التي تعاني منها؟
Avez-vous mal ?	هل لديك الم؟
Avez-vous besoin d'antalgiques ?	هل تحتاج إلى المسكنات؟
Avez-vous besoin de somnifères ?	هل تحتاجون إلى الحبوب المنومة؟
Avez-vous faim ?	هل انت جوعان؟
Où est-ce que ça fait mal ?	أين موضع الألم؟
Est-ce que la douleur est devenu plus forte ?	هل الألم يصبح أقوى؟
Depuis quand avez-vous ces symptômes ?	منذ متى كان لديك هذه الأعراض؟
Etes-vous enceinte ?	هل انت حامل؟
Avez-vous des nausées ?	هل لديك غثيان؟
Prenez vous des médicaments ?	هل تتناول أي أدوية؟
Avez-vous besoin de médicaments ?	هل تحتاج إلى علاج؟
Avez-vous été à l'hôpital ?	هل تم تنويمك سابقا في المستشفى؟
Avez-vous été aux toilettes ?	هل كنت تستخدم المرحاض؟
Voulez-vous aller à la salle de bain ?	هل ترغب في الذهاب إلى الحمام؟

Je veux vous laver.	أريد أن أغسل لك.
Je veux vous déplacer.	أريد أن أحركك.
Je veux prendre votre pouls.	وأود أن أخذ النبض.
Je veux mesurer votre pression artérielle.	أريد قياس ضغط الدم.
Je veux prendre votre température.	أريدقياس الحرارة.
Je veux voir le bandage.	أريد أن أرى الضمادة.
Nous vous examinerons régulièrement.	وسوف أحضر لرؤيتك بشكل منتظم.
Veuillez prendre ces médicaments.	يرجى أخذ هذه الأدوية.
Appuyez sur le bouton si vous avez besoin d'aide.	اضغط على الزر إذا كنت بحاجة إلى مساعدة.
Appelez à l'aide avant de vous lever.	اتصل للحصول على المساعدة قبل أن تنهض.
Je vais vous faire une injection.	سأعطيك حقنة.
Avez-vous besoin d'autre chose ?	هل تحتاج إلى شيء آخر؟
Bonne nuit	تصبح على خير
Je vous souhaite bonne chance.	أتمنى لك الحظ الجيد.
Histoire médicale générale	**التاريخ الطبي العام**
Bonjour, je suis votre médecin et mon nom est	مرحبا، أنا الطبيب واسمي
Quelle est votre profession ?	ما مهنتك؟
Où travaillez vous ?	أين تعمل؟
Pourquoi etes-vous venu ?	لماذا أتيت لنا؟
Quels sont vos symptômes ?	ما هي الأعراض؟
Depuis quand avez-vous ces symptômes ?	منذ متى كان لديك هذه الأعراض؟
Quel votre ton nom ?	ما اسمك؟

Quel âge avez-vous ?	كم عمرك؟
Quelle est votre taille et quel est votre poids corporel ?	كم طولك وما وزن جسمك؟
Etes-vous blessé ?	هل تأذيت؟
Etes-vous malade ?	هل انت مريض؟
Avez-vous déjà été opéré ?	هل سبق أن أجريت لك عملية جراحية؟
Avez-vous des allergies ?	هل لديك حساسية؟
Avez-vous des nausées ou des vomissements ?	هل لديك غثيان أو رعشة؟
Avez-vous d'autres maladies ?	هل لديك أمراض أخرى؟
Avez-vous mal ?	هل لديك الم؟
Prenez-vous des médicaments ?	هل تتناول أي أدوية؟
Avez été à l'étranger au cours des six derniers mois ?	هل كنت في الخارج في الأشهر الستة الماضية؟
Quels vaccins avez-vous eu ?	ما هي التطعيمات التي حصلت عليها؟
Vos selles ressemblent a quoi ?	كيف يبدو برازك؟؟
Qu'avez-vous mangé ces derniers jours?	ماذا كنت تأكل في الأيام الماضية؟
Avez-vous de la fièvre ?	هل لديك حمى؟
Avez-vous perdu involontairement du poids au cours des six derniers mois ?	هل فقدت وزنك دون قصد في الأشهر الستة الماضية؟
Avez-vous transpirer au point de devoir vous changer durant les nuits ?	هل تتعرق كثيرًا حتى تضطر إلى تغيير الملابس أثناء الليل؟
Y a-t-il des maladies dans votre famille proche ?	هل هناك أمراض في أفراد أسرتك؟
Y at-il des maladies génétiques dans votre famille ?	هل هناك أمراض وراثية في العائلة؟
Est-ce que vous fumez ?	هل تدخن؟
Est-ce que vous consommez de l'alcool ?	هل تشرب الخمر؟

Êtes-vous sexuellement actif ?	هل أنت نشط جنسيا؟
Etes-vous enceinte ?	هل انت حامل؟
Prenez-vous des médicaments ?	هل تتعاطى المخدرات؟
Avez-vous une dépendance ?	هل لديك إدمان؟
Faites-vous du sport ?	هل تمارس الرياضة؟
Avez-vous des parents qui peuvent vous aider ?	هل لديك أقارب يمكنهم مساعدتك؟
Souffrez-vous d'un handicap ?	هل عندك أية إعاقات؟
Quel est votre numéro de téléphone ?	ما هو رقم هاتفك؟
Quel médecin vous a envoyé ici ?	أي طبيب أرسلك إلي هنا؟
Qui est votre médecin de famille ?	من هو طبيب عائلتك؟
Y a-t-il des maladies dans votre environnement ?	هل هناك أمراض في البيئة الخاصة بك؟
Avez-vous des contacts avec des animaux ?	هل لديك اتصال مع الحيوانات؟
Travaillez-vous avec la nourriture ?	هل تعمل في مجال الطعام؟
Quels sont vos loisirs ?	ما هي هواياتك؟
Avez-vous des contacts avec des substances toxiques ?	هل لديك اتصال مع المواد السامة؟
Avez-vous pris des médicaments avant l'apparition des symptômes ?	هل تناولت أي أدوية قبل بدء الأعراض؟
Avez-vous voyagé récemment ?	هل سافرت مؤخرا؟
Où avez-vous voyagé ?	اين سافرت؟
Pour combien de temps avez-vous voyager ?	منذ متى سافرت؟
Quand avez-vous voyagé ?	متي سافرت؟
Qu'avez-vous fait pendant votre voyage ?	ماذا فعلت في رحلتك؟

Avez-vous eu des contacts avec la population locale ?	هل كان لديك اتصال مع السكان المحليين؟
Souffrez-vous de la tuberculose ?	هل تعاني من مرض السل؟
Avez-vous le VIH ou le sida ?	هل لديك فيروس نقص المناعة البشرية أو الإيدز؟
Avez-vous l'hépatite ?	إذا كان لديك التهاب الكبد؟
Avez-vous contact avec les immigrés ?	هل لديك اتصال مع المهاجرين؟
Êtes-vous homosexuel ?	هل أنت مثلي الجنس؟
Médecine interne	**الطب الباطني**
Quels sont les symptômes actuels ?	ما هي الأعراض الحالية؟
Veuillez décrire vos symptômes.	يرجى وصف الأعراض الخاصة بك.
Quand les symptômes ont-ils commencé ?	متى تبدأ الأعراض في الظهور؟
Comment sont apparu les symptômes?	كيف كان مسار الأعراض؟
Quelle était l'intensité des symptômes?	ما هي شدة الأعراض؟
Y avait-il un déclencheur pour les symptômes ?	كان هناك عوامل تثير أعراض؟
Comment est votre respiration ?	كيف حال تنفسك؟
A quand remonte le diagnostic ?	متى تم التشخيص؟
Comment a évolué la maladie jusqu'à présent ?	كيف كان مسار المرض حتى الآن؟
Quelle a été la fréquence des crises précédentes ?	ما هو تواتر الهجمات السابقة؟
Y avait-il une aggravation de la maladie?	هل كان هناك تفاقم للمرض؟
Y a t-il eu un test pris ?	هل تم عمل اختبار؟
Y a-t-il des allergies ?	هل هناك أي نوع من الحساسية؟
Quels sont les symptômes de l'allergie?	ما هي أعراض الحساسية؟

À quelle fréquence avez-vous des symptômes de l'allergie ?	كم مرة تظهر أعراض الحساسية لديك؟
Est-ce que l'allergie a déjà été examinée par un médecin ?	هل سبق أن تم فحص الحساسية بواسطة الطبيب؟
Des médicaments ont t'il été administrés ?	هل تم تعاطي المخدرات؟
Avez-vous un inhalateur ?	هل لديك جهاز استنشاق؟
Prenez-vous des médicaments régulièrement ?	هل تناول الدواء على أساس منتظم؟
Est-ce que ces symptômes se sont déjà produient dans le passé ?	هل حدثت هذه الأعراض بالفعل في الماضي؟
Y at-il un livré de santé ?	هل يوجد سجل صحي؟
Avez-vous un certificat de vaccination?	هل لديك شهادةلتطعيم؟
Avez-vous peur ?	هل انت خائف؟
Depuis quand avez-vous eu de la fièvre?	منذ متى توجد حمى؟
Quelle est l'intensité la fièvre ?	ما مدى ارتفاع درجة الحرارة؟
Êtes-vous somnolent ?	هل تشعر بالنعاس؟
Votre attention est-elle altérée ?	هل ضعف الإنتباه؟
Comment est votre comportement en ce qui concerne la consommation d'alcool ?	كيف هو سلوك الشرب؟
Quand était la dernière fois ou vous avez uriner ?	متى كانت آخر مرة التبول؟
Comment étaient la couleur et l'odeur de l'urine ?	كيف كان لون ورائحة البول؟
Avez vous la diarrhée ?	هل هناك إسهال؟
Etes vous constipé ?	هل هناك إمساك؟
Y-a-t-il eu une perte de poids ?	هل حدث فقدان الوزن ؟
Quel était votre poids avant la maladie?	كم كان الوزن قبل المرض؟

Avez vous été en contact avec des malades ?	هل كان هناك اتصال مع المرضى؟
Avez-vous eu ces symptômes auparavant ?	هل كان لديك هذه الأعراض من قبل؟
Avez vous des malades dans la famille?	هل هناك مرضى في العائلة؟ هل هناك مرضى في العائلة؟
Avez-vous des brûlures d'estomac ?	هل لديك حرقة؟
Avez-vous des douleurs abdominales ?	هل لديك ألم في البطن؟
Avez-vous la diarrhée ?	هل لديك إسهال ؟
Quelle est votre type alimentation ?	ما هي التغذية الخاصة بك ؟
Avez-vous d'autres conditions médicales ?	هل لديك أي ظروف طبية أخرى؟
Prenez-vous des antibiotiques ?	هل تتناول المضادات الحيوية؟
Avez-vous remarqué des changements physiques au cours de l'ingestion de certains aliments ?	هل يمكنك ملاحظة التغيرات الجسدية خلال تناول بعض الأطعمة؟
Comment se passe le développement des symptômes ?	كيفتتطور الأعراض؟
Avez-vous mal ?	هل لديك الم؟
Avez-vous de la fièvre ?	هل لديك حمى؟
Vous sentez-vous faible ?	هل تشعر بالضعف؟
Avez-vous des nausées ?	هل لديك غثيان؟
Avez-vous vomi ?	هل لديك قيء؟
Y at-il une décoloration des selles ou de l'urine ?	هل هناك تغير في لون البراز أو البول؟
Votre poids a-t-il changé ces derniers temps ?	هل تغير وزنك في الآونة الأخيرة؟
Quelles sont les maladies que vous avez eu dans le passé ?	ما هي الأمراض كان التي عانيت منها في الماضي؟
Prenez-vous des drogues illicitess ?	هل تتناول عقاقير غير مشروعة؟

Avez-vous été dans d'autres pays ces derniers temps ?	هل كنت في دول أخرى مؤخرًا؟
Consomez-vous de l'alcool ?	هل تشرب الخمر؟
Est-ce que vous prenez des médicaments ?	هل تتناول أي أدوية؟
Avez-vous déjà reçu des transfusions sanguines ?	هل سبق لك أن تلقيت عمليات نقل الدم؟
La couleur de votre peau a t'elle changé ?	تغير لون بشرتك؟
Buvez-vous du café ?	هل تشرب القهوة؟
Prenez-vous des laxatifs ?	هل تأخذ الملينات؟
Mangez-vous sainement ?	هل تأكل طعام صحي؟
Veuillez me montrer la partie du corps.	أرجو أن تريني جزء من الجسم.
Y a-t-il des problèmes ou des anomalies dans les reins ou les organes urinaires ?	هل هناك أي مشاكل أو خلل في الكلى أو الجهاز البولي؟
Chirurgie	**العملية الجراحية**
Nous devons opérer.	مضطرين لإجراء عملية جراحية.
N'ayez pas peur.	لا تخافوا.
Avez-vous reçu un traitement médical ces derniers temps ?	هل تلقيت العلاج الطبي في الآونة الأخيرة؟
Prendez-vous des médicaments ?	هل تتناول أي أدوية؟
Avez-vous un trouble du saignement ?	هل لديك اضطرابات نزفية؟
Avez-vous une allergie ?	هل لديك حساسية؟
Avez-vous une maladie infectieuse ?	هل لديك مرض معدي ؟
Avez-vous une maladie cardiovasculaire ?	هل لديك أمراض في القلب أو الدورة الدموية؟
Avez-vous une maladie des voies respiratoires ou les poumons ?	هل لديك مرض في الجهاز التنفسي أو الرئتين؟

173

Avez-vous une maladie du système digestif ?	هل لديك مرض في الجهاز الهضمي؟
Avez-vous un trouble métabolique ?	هل لديك اضطراب في التمثيل الغذائي؟
Avez-vous un trouble du système nerveux ?	هل لديك اضطراب في الجهاز العصبي؟
Avez-vous un glaucome ?	هل لديك جلوكوما؟
Avez-vous d'autres maladies ?	هل لديك أية أمراض أخرى؟
Avez-vous déjà eu une tumeur ?	هل سبق لك أن أصبت بورم؟
Avez-vous eu une maladie des yeux ?	هل كان لديك أي أمراض في العيون؟
Votre thyroïde est elle malade ?	هل لديك اعتلال في الغدة الدرقية؟
Avez-vous déja été opéré auparavant ?	هل أجريت لك عمليات جراحية بها؟
Avez-vous des implants dans le corps ?	هل هناك أي أعضاء مزروعة في الجسم؟
Avez-vous de fausses dents ?	هل لديك أسنان اصطناعية؟
Avez-vous déjà eu une occlusion vasculaire ?	هل سبق أن أصبت بانسداد في الأوعية الدموية؟
Avez-vous déjà eu une altération de la cicatrisation ?	هل سبق لك أن عانيت من التئام الجروح؟
Pourriez-vous être enceinte ?	هل يمكن أن تكون حاملا؟
Avez-vous été vacciné contre le tétanos ?	هل تم تطعيمهم ضد التيتانوس؟
Anesthésiologie	**التخدير**
Quel âge avez-vous ?	ما عمرك؟
Quelle est votre taille ?	ما طولك؟
Quel est votre poids corporel ?	ما هو وزن الجسم؟
Êtes-vous un homme ou une femme ?	هل أنت رجل أم امرأة؟
Quel est votre travail ?	ماذا تعمل؟

Avez-vous eu une infection au cours des quatre dernières semaines ?	هل أصابتك عدوى في الأسابيع الأربعة الماضية؟
Si oui, la quelle ?	إذا كانت الإجابة بنعم، ما هي؟
Avez-vous déjà eu une maladie infectieuse comme le VIH ou la tuberculose ?	هل سبق لك أن تعرضت لأي مرض معدي مثل فيروس نقص المناعة البشرية أو مرض السل؟
Avez-vous reçu un traitement médical ces derniers temps ?	هل تلقيت علاج طبي في الآونة الأخيرة؟
Est-ce que vous prenez régulièrement des médicaments ?	هل تتناول الدواء بانتظام؟
Avez-vous déjà été opéré ?	هل سبق لك أن أجريت لك عمليات جراحية؟
Avez-vous déjà reçu une anesthésie générale, anesthésie loco-régionale ou anesthésie locale ?	هل سبق لك أن تلقيت تخديرًا عامًا أو تخديرًناحي أو تخديراً موضعياً؟
Y at-il déja eu des problèmes liés à l'anesthésie dans la famille proche ?	هل كانت هناك مشاكل تتعلق بالتخدير في العائلة المقربة؟
Avez-vous ou vos proches la prédisposition à une forte fièvre pendant ou après l'anesthésie ?	هل أنت أو أقاربك لدكم الاستعداد لارتفاع في درجة الحرارة أثناء أو بعد التخدير؟
Y at-il une tendance de nausées ou des vomissements ?	هل لديك شعور بالغثيان أو القيء؟
Avez-vous déjà reçu une transfusion sanguine oude composants sanguins ?	هل سبق لك أن تلقيت نقل الدم أو مكونات الدم؟
Y at-il une allergie quelconque tel que le rhume des foins ou l'asthme allergique ou l'intolérance à certaines substances ?	هل هناك حساسية مثل حمى القش أو الربو التحسسي أو عدم تحمل بعض المواد؟
Est-ce que l'essoufflements se produit pendant l'exercice physique ?	هل يحدث ضيق التنفس أثناء ممارسة الرياضة البدنية؟
Y at-il une maladie respiratoire ou pulmonaire ?	هل هناك أمراض في الجهاز التنفسي أو الرئة؟
Avez-vous de forts ronflements nocturnes, l'apnée du sommeil, la paralysie des cordes vocales ou une paralysie diaphragmatique ?	هل هناك شخير كثيف ليلا، توقف التنفس أثناء النوم أو شلل في الأحبال الصوتية أو شلل في الحجاب الحاجز؟

Souffrez-vous d'une maladie vasculaire?	هل تعاني من أمراض الأوعية الدموية؟
Avez-vous jamais eu une occlusion vasculaire par des caillots sanguins ?	هل سبق لك أن حدث لك انسداد الأوعية الدموية عن طريق جلطات الدم؟
Avez-vous ou un membre de votre famille une tendance à saigner ?	هل أنت أو أحد أفراد عائلتك لديه ميل متزايد للنزف؟
Avez-vous un trouble du système digestif ?	هل لديك اضطراب في الجهاز الهضمي؟
Souffrez-vous de brûlures d'estomac ?	هل تعاني من حرقة؟
Y a t'il une maladie du foie, de la vésicule biliaire ou des voies biliaires ?	هل هناك أمراض الكبد، المرارة أو القنوات الصفراوية؟
Y at-il une maladie ou une anomalie dans les organes des reins ou des voies urinaires ?	هناك مرض أو خلل في الكلى أو الجهاز البولي؟
Avez-vous une maladie métabolique comme la goutte ou le diabète ?	هل لديك أمراض التمثيل الغذائي مثل مرض النقرس أو داء السكري؟
Y at-il un trouble de la thyroïde ?	هناك تعاني من اضطراب في الغدة الدرقية؟
Y at-il une maladie musculaire, ou un trouble musculo-squelettique ?	هل هناك مرض في العضلات، أو اضطراب الهيكل العظمي؟
Y at-il un trouble du système nerveux ?	هل هناك اضطراب في الجهاز العصبي؟
Y at-il une maladie des yeux ?	هل هناك أي أمراض في العيون؟
Y at-il d'autres maladies ?	هل هناك أي أمراض أخرى؟
Y a-t-il une condition particulière au niveau des dents ?	هل هناك أي حالة خاص للأسنان؟
Y at-il des implants dans le corps ?	هل هناك أي عضو مزروع في الجسم؟
Utilisez-vous régulièrement le tabac ?	هل تستخدم التبغ بانتظام؟
Buvez-vous régulièrement de l'alcool ?	هل تشرب الكحول بشكل منتظم؟
Prenez-vous des drogues illégales ?	هل تأخذ أي أدوية؟

Gynécologie et obstétrique	وأمراض النساء والتوليد
Nous devons opérer.	مضطرين لإجراء جراحة
N'ayez pas peur.	لا تخافوا.
Nous n'allons pas faire de mal à votre enfant.	نحن لن نضر طفلك
Nous devons faire une césarienne.	نحن بحاجة إلى إجراء عملية قيصرية.
Qui vous a envoyé chez nous ?	من أرسلك لنا؟
Qui est votre gynécologue ?	من هو أخصائي أمراض النساءالخاص بك؟
Qui est votre médecin de famille ?	من هو طبيب عائلتك؟
Quelle est la raison de votre visite ?	ما هو سبب زيارتك؟
Avez-vous des problèmes de santé ?	هل لديك حالات طبية سابقة؟
Avez-vous déjà été opéré ?	هل سبق أن أجريت لك عملية جراحية؟
Est-ce que vous fumez ?	هل تدخن؟
Buvez-vous régulièrement de l'alcool ?	هل تشرب الكحول بشكل منتظم ؟
Avez-vous des allergies ?	هل لديك حساسية؟
Si oui, quelles allergies ?	إذاكان الأمر كذلك، ما نوع حساسية؟
Quand a été votre dernier dépistage du cancer ?	متى أجري آخر فحص لك الكشف عن سرطان ؟
Quelle est votre taille ?	ما طولك؟
Quel est votre poids ?	ما وزن الجسم؟
Combien de grossesses avez-vous eues?	كم عدد مرات الحمل لديك؟
À combien d'enfants avez-vous donné naissance ?	كم عدد الأطفال الذين أنجبتهم؟
Y a-t-il eu des complications lors de l'accouchement ?	هل كانت هناك أي أمور غير طبيعية عند الولادة؟
Avez-vous actuellement vos règles ?	هل أنت حاليًا في فترة الحيض؟

Quand avez-vous eu vos règles pour la première fois ?	متى حدثت الدورة الشهرية الأولى؟
Avez-vous des douleurs avant ou pendant vos règles ?	هل لديك ألم قبل أو أثناء فترة الحيض؟
À quand remonte la dernière fois que vous avez eu vos règles ?	متى كانت آخر مرة كان لديك الدورة الشهرية؟
Depuis quand êtes-vous ménopausée ?	متى حدثت سن اليأس؟
Prenez-vous la pilule ?	هل تأخذ تحديد النسل؟
Quel médicament prenez-vous en ce moment ?	ما هو الدواء الذي تتناوله في الوقت الحالي؟
Prenez-vous d'autres hormones ?	هل تأخذ أي هرمونات أخرى؟
Avez-vous eu un cancer du sein ?	هل كان لديك سرطان الثدي؟
Avez-vous eu un cancer des ovaires ?	هل كان لديك سرطان المبيض؟
Avez-vous eu un cancer du col de l'utérus ?	هل كان لديك سرطان عنق الرحم؟
Avez-vous eu un cancer ?	هل كان لديك السرطان؟
Avez-vous eu d'autres cancers ?	هل كان لديك أنواع أخرى من السرطان؟
De combien de semaines êtes-vous enceinte ?	ما هي مدة الحمل بالأسابيع؟
Avez-vous déjà fait une fausse couche?	هل سبق لك أن تعرضت للإجهاض؟
Quelle était la position du foetus ?	ماذا كان وضع الجنين؟
Combien de temps a duré la grossesse?	ما هي مدة ومسار الولادة؟
Avez-vous eu des difficultés ou des complications à l'accouchement ?	كانت هناك أي صعوبات أو تعقيدات في الولادة؟
À quoi ressemblait le liquide amniotique ?	كيف كيف يبدو السائل الأمنيوسي؟ (السائل المحيط بالجنين)
Quel était le score d'Apgar ?	كيف كان حرز أبغار؟ (مقياس للحالة البدنية للرضيع حديث الولادة.)

Quels ont été la longueur, le poids de l'enfant à la naissance et la circonférence de la tête à la naissance ?	ما هو طول المولود ووزن المولود ومحيط الرأس عند الولادة؟
Combien de grossesses avez-vous eues, y compris la grossesse actuelle ?	كم عدد حالات الحمل هل كان لديك بما في ذلك واحدة الحالي؟
Combien d'enfants avez-vous, en comptant celui-ci ?	كم عدد الأطفال لديك بما في ذلك هذا الطفل؟
Comment s'est passé votre grossesse ?	كيف كان مسار الحمل؟
Avez-vous bu de l'alcool pendant la grossesse ?	هل شربت الكحول خلال فترة الحمل؟
Avez-vous fumé pendant la grossesse ?	هل دخنت أثناء الحمل؟
Avez-vous consommé de la drogue au cours de la grossesse ?	هل تستهلك المخدرات أثناء الحمل؟
Avez-vous pris des médicaments durant la grossesse ?	هل تناولت الدواء أثناء الحمل؟
Y a t'il eu des complications durant la grossesse ?	هل كانت هناك أي مضاعفات أثناء الحمل؟
Avez-vous saigné durant la grossesse ?	هل كان هناك نزيف أثناء الحمل؟
Avez-vous eu des contractions prématurées durant la grossesse ?	هل كان هناك المخاض قبل الأوان أثناء الحمل؟
Avez-vous eu d'autres maladies ?	هل لديك أي أمراض أخرى؟
Avez-vous le diabète ?	هل لديك مرض السكري؟
Quels vaccins avez-vous reçus ?	ماهي التطعيمات التي تلقيتها؟
Avez-vous eu une infection durant la grossesse ?	هل كان لديك عدوى أثناء الحمل؟
Avez-vous fait un test de dépistage du streptocoque B ?	هل تم عمل اختبار البكتيريا العقدية B؟
Quel est votre groupe sanguin et votre rhésus ?	ما هي فصيلة دمك وعامل ريزوس لديك؟
Quel est le groupe sanguin du père et son Rhésus ?	ما هي فصيلة دم الأب وعامل ريزوس للآب؟

Pédiatrie	طب الأطفال
Quel âge a l'enfant ?	كم عمر الطفل؟
Quel est le poids de l'enfant ?	ما وزن جسم الطفل؟
Quelle est votre impression de l'enfant?	ما هو انطباعك عن الطفل؟
À quelle dose avez-vous pris cette substance ?	كم من هذه المادة تم استهلاكه؟
Le comportement de l'enfant a-t-il changé ?	هل تغير سلوك الطفل؟
Quelle substance a été prise ?	ما هي المادة التي تناولتها؟
Quand la substance a-t-elle été prise ?	متى تم تناول المادة؟
Avez-vous actuellement des symptômes ?	ما الأعراض الموجودة؟
Quel était le poids de l'enfant à la naissance ?	ما وزن الجسم عند الولادة؟
Quelle était la taille de l'enfant à la naissance ?	ما طويل الطفل عند الولادة؟
Quelles maladies l'enfant a-t-il eu ?	ما هي أمراض الأطفال التي عانيت منها؟
Quels vaccins l'enfant at-il reçu ?	ما هي التطعيمات حصل عليها الطفل؟
Y a-t-il des maladies chroniques ?	هل هناك أي أمراض مزمنة؟
Comment se sent l'enfant ?	كيف يشعر الطفل؟
Depuis quand a t-il ces symptômes ?	منذ متى الأمر على هذه الأعراض؟
L'enfant a t-il souvent des vomissements et la diarrhée au cours de la journée ?	كم مرة يحدث القيء والإسهال خلال النهار؟
Comment se sont développé ses symptômes ?	كيف هي تطور الأعراض؟
Quelle est la texture des régurgitations?	كيف يبدو القيء ؟
Quelle est la texture de la diarrhée ?	كيف يبدو للإسهال ؟

Quelle quantité de liquide l'enfant boit-il au cours de la journée ?	ما مقدار السائل الذي يشربه الطفل؟
Avez-vous remarquer une changement du poids de l'enfant depuis le début des symptômes ?	كيف يتطور وزن الجسم منذ بداية الأعراض؟
Y a t-il d'autres symptômes ?	هل هناك أعراض أخرى؟
Y a t-il de la fièvre ?	هل هناك حمى؟
Y a t-il des allergies alimentaires connues ?	هل هناك أي حساسية غذائية معروفة؟
Des antibiotiques ont-ils été pris avant l'apparition des symptômes ?	هل تم أخذ المضادات الحيوية قبل ظهور الأعراض؟
Comment était le vomi ?	كيف كان القيء؟
Quelle quantité a été vomi ?	كم كان مقدار القيء؟
Combien de fois a t-il vomi ?	عدد المرات القيء؟
Qu'est-ce que l'enfant mange et boit ?	ماذا الطعام الذي تناوله الطفل أو شربه؟
Est-ce que l'enfant a vomi ?	هل حدث للطفل رعشة ؟
Quand l'enfant a t'il vomit ?	متى حدثت الرعشة للطفل؟
Qu'est ce que l'enfant a mangé ?	كيف يأكل الطفل؟
Quelle quantité de liquide l'enfant a t'il bu ?	ما مقدار ما شربه الطفل؟
À quelle fréquence la diarrhée se produit ?	كم مرة حدث الإسهال؟
Y a t-il eu des changements dans les symptômes ?	هل كان هناك أي تغيير في الأعراض؟
Est-ce que l'enfant mange ?	هل يأكل الطفل؟
Est-ce que l'enfant boit encore ?	هل لا يزال الطفل يشرب؟
À combien monte la fièvre ?	ما مدى ارتفاع درجة الحرارة؟ ما مدى ارتفاع درجة الحرارة؟
Quand a débuté la fièvre ?	متى بدأت الحمى؟

Quand la fièvre s'est elle arrêtée ?	متى توقفت الحمى؟
L'enfant a t-il des douleurs ?	هل يعاني الطفل من ألم؟
Est-ce que l'enfant a des allergies ?	هل يعاني الطفل من أي نوع الحساسية؟
Prend-il régulièrement des médicaments ?	هل هناك أي دواء يؤخذ بانتظام؟
A t-il déjà pris des médicaments ?	هل تم بالفعل تناول الدواء؟
Les symptômes se sont-ils déjà produits par le passé ?	هل حدثت الأعراض بالفعل في الماضي؟
Y a t-il d'autres malades dans l'entourage ?	هل هناك مرضى آخرين في البيئة الاجتماعية؟
L'enfant a t-il récemment été à l'étranger ?	هل سافر الطفا إلى الخارج في الآونة الأخيرة؟
Les frères et sœurs sont-ils en bonne santé ?	هل الأشقاء في صحة جيدة حاليا؟

Orthopédie

طب العظام

Qui sont vos médecins traitants ?	من الذي يعالجك من الأطباء؟
Avez-vous des allergies ou des intolérances ?	هل لديك أي حساسية أو عدم تحمل؟
Prenez-vous des anticoagulants ?	هل تتناول دواء لمنع تجلط الدم؟
Avez-vous des problèmes sanguins ?	هل لديك اضطرابات نزفية ؟
Avez-vous déjà eu un ulcère à l'estomac ?	هل سبق لك أن أصبت بقرحة في المعدة؟
Avez-vous d'autres maladies ?	هل لديك أي أمراض أخرى؟
Est-ce que cette maladie a déjà été traitée ?	هل تم علاج هذا المرض بالفعل؟
Avez-vous déjà été opérée ?	هل سبق أن أجريت لك عملية جراحية؟
Avez-vous des implants dans le corps ?	هل لديك أي عضو مزروع في الجسم؟
Avez-vous des prothèses métalliques dans le corps ?	هل لديك أي جزء معدني في الجسم؟

Pratiquez-vous une activité physique régulière ?	هل تتمرن؟
Avez-vous déjà eu une rupture des tendons ?	هل سبق أن حدث لك خلع في المفصل؟
Avez-vous déjà une fracture des os ?	هل سبق أن حدث لك كسر في العظام؟
Vos articulations sont-elles douloureuses quand il fait froid ?	هل تتأذي المفاصل لديك عندما يكون الجو باردا؟
Quand avez-vous mal au tendons ?	متى يصاب المفصل؟
Avez-vous une raideur matinale dans les jambes ?	هل تعاني من التيبس الصباحي في الساقين؟
Avez-vous des tremblements dans les mains ?	هل لديك الهزة في يديك؟
Avez-vous une maladie musculaire ?	هل لديك مرض في العضلات؟
Avez-vous une maladie osseuse ?	هل تعاني من أمراض العظام؟

Psychiatrie et médecine psychosomatique

الطب النفسي والطب النفسي

Qui vous a référé vers nous ?	كيف أتيت لنا؟
Pour quelle raison principalement ?	ما هي مشكلتك الرئيسية؟
Quel a été le déclencheur ?	ماذا كان العامل المسبب؟
Quand est-ce que cela a commencé ?	متى بدأت؟
Avez-vous peur ?	هل انت خائف؟
Avez-vous pensé à vous faire du mal ?	هل فكرت في ايذاء نفسك؟
Avez-vous souvent été déprimé / mélancolique / désespéré ?	هل غالباً ما كنت تعاني من الاكتئاب / كانت لديك مشاعر حزن / كان لديك شعور باليأس؟
Avez-vous ressenti un manque d'intérêt / de plaisir lors de la pratique d'activités que vous aimez habituellement ?	هل كان لديك القليل من الاهتمام / المتعة في الأنشطة؟
Avez-vous une maladie mentale ?	هل تعاني من مرض عقلي؟
Quelle maladie avez-vous ?	ما المرض الذي تعاني منه؟

Avez-vous déjà reçu un traitement psychiatrique ?	هل سبق لك أن تلقيت علاج نفسي؟
Vivez-vous en couple ?	هل نعيش في الشراكة؟
Où habitez-vous ?	أين تعيش؟
Êtes-vous endetté ?	هل لديك الديون النقدية؟
Avez-vous déjà essayé de vous suicider?	هل سبق أن حاولت قتل نفسك؟
Avez-vous déjà envisagé de faire du mal à vous-même ou à d'autres personnes ?	هل تخطط لإيذاء نفسك أو الآخرين؟
Pourquoi avez-vous tenté de vous suicider ?	لماذا حاولت قتل نفسك؟
Avez-vous des métaux dans votre corps ?	هل لديك أجزاء معدنية في جسمك؟
Avez-vous des allergies ?	هل لديك أي نوع من الحساسية؟
Avez-vous d'autres problèmes de santé?	هل لديك ظروف طبية أخرى؟
Y a-t-il des maladies psychiatriques dans votre famille ?	هل هناك أي أمراض نفسية في عائلتك؟
Avez-vous de l'appétit ?	هل لديك شهية؟
Avez-vous des troubles du sommeil ?	هل لديك مشكلة في النوم؟
Avez-vous des sautes d'humeur tout au long de la journée ?	هل تعاني من تقلبات مزاجية طوال اليوم؟
Souffrez-vous d'un trouble sexuel ?	هل تعاني من اضطراب جنسي؟
Votre poids a t-il changé récemment ?	كيف تغير وزنك في الآونة الأخيرة؟
Fumez-vous ?	هل تدخن؟
Buvez-vous de l'alcool ?	هل تشرب الخمر؟
Quelle quantité ?	ما الكمية؟
Quels médicaments prenez-vous ?	ما هي الأدوية التي تأخذها؟

À quelle dose ?	ما هي الجرعة؟
Quel genre de personne êtes-vous ?	أي نوع من الأشخاص أنت؟
Comment vous décririez-vous ?	كيف تصف نفسك؟
Pleurez-vous régulièrement ?	هل تبكي بانتظام؟
Comment votre vie sociale a t-elle évoluée ?	هل تغيرت الإهتمامات الاجتماعية الخاصة بك؟
Avez-vous des difficultés à vous concentrer durant les conversations ?	هل لديك صعوبة في التركيز في المحادثات؟
Vous sentez-vous persécuté ?	هل تشعر باضطهاد؟
Entendez-vous des voix que les autres n'entendent pas ?	هل تسمع أصواتا لا يسمعها الآخرون؟
Avez-vous peur des espaces restreints?	هل تخاف من الأماكن الضيقة؟

Neurologie — علم الأعصاب

Avez-vous une maladie neurologique ?	هل تعاني من أي مرض عصبي؟
Y a-t-il dans votre famille des troubles neurologiques connus ?	هل يوجد في عائلتك اضطرابات عصبية معروفة ؟
Quand les symptômes ont-ils commencé ?	متى تبدأ الأعراض في الظهور؟
Est-ce que les douleurs sont aiguës, diffuses, pendant un effort ou au repos?	هلتظهر الأعراض بشكل حاد مع المجهود أو في الراحة؟
Est-ce que les symptômes augmentent?	هل تزداد الأعراض؟
Est-ce que les symptômes diminuent ?	هل الأعراض تتناقص؟
Les symptômes sont-ils irréguliers ?	هل الأعراض غير منتظمة؟
Avez-vous des vertiges ?	هل لديك دوار؟
Pouvez-vous décrire vos vertiges ?	كيفتصف الدوار؟

Les symptômes se produisent-ils au cours d'un exercice physique, lorsque vous bougez ou sans raison apparente?	تحدث الأعراض أثناء ممارسة الرياضة والحركة أو من تلقاء أنفسهم؟
Avez-vous une maladie mentale ?	هل لديك مرض عقلي؟
Avez-vous des problèmes de santé internes ?	هل لديك ظروف صحية الداخلية؟
Ce probleme de santé a t-il été traité par le passé ?	هل تم علاج هذه الحالة الطبية من قبل؟
À quoi ressemle la crise ?	كيف تبدو نوبة الصرع؟
Les deux côtés du corps sont-ils affectés ?	هل كلا الجانبين من الجسم يتأثران؟
Avez-vous reçu un coup à la tête ?	هل كانت هناك ضربة للرأس؟
Est que les yeux se retournent ?	هل تحولت العيون؟
Combien de temps durent la crise ?	متى كانت نوبة الصرع؟
À quelle fréquence apparaissent les crises ?	كم مرة كانت هناك نوبات صرع؟
Avez-vous de la fièvre ?	هل يوجد حمى؟
Avez-vous vomis ?	هل يوجد قيء؟
Êtes-vous sensible à la lumière ?	هل يوجد حساسية للضوء؟
Quelle impression générale avez-vous de l' enfant ?	ما هو انطباعك العام عن الطفل؟
Les symptômes se sont-ils produits par le passé ?	هل حدثت الأعراض من قبل؟
Qu'avez-vous pensé quand vous avez vu l'enfant présenter ces symptômes ?	ما هو رأيك عندما رأيت الطفل مع هذه الأعراض؟
Y a t-il d'autres maladies ou symptômes ?	هل هناك أي أمراض أو أعراض أخرى؟
Des médicaments sont-ils pris régulièrement ?	هل أي دواء يؤخذ بانتظام؟
Un médicament a t-il déjà été administré ?	هل تم بالفعل تناول الدواء؟

186

Est-ce que d'autres membres de la famille ont également des crises ?	هل يعاني أفراد العائلة الآخرون من نوبات صرع؟
Avez-vous un certificat de vaccination?	هل لديك شهادة التطعيم ؟
Avez-vous un carnet de santé ?	هل لديك سجل صحي؟
Avez vous perdu la sensation à cet endroit ?	هل فقدت الشعور في هذا المجال؟
Avez-vous des problèmes de vision ?	هل تعاني من مشاكل في الرؤية؟
Avez-vous des troubles sensoriels ?	هل تعاني من اضطرابات حسية؟
Avez-vous des difficultés à marcher ?	هل توجود صعوبة في المشي؟
Veuillez appuyez contre ma main.	يرجى الضغط على يدي.
Avez-vous des problèmes au niveau du goût ?	هل لديك أي مشاكل في التذوق؟
Avez-vous des problèmes d'audition ?	هل تعاني من مشاكل مع السمع؟
Avez-vous des problèmes à garder l'équilibre ?	هل تعاني من مشاكل في حفظ رصيدك؟
Avez-vous des problèmes de mémoire?	هل تعاني من مشاكل في الذاكرة ؟

Histoire de la douleur

تاريخ الألم

Avez-vous des douleurs ?	هل لديك الم ؟
Les douleurs sont-elles quotidiennes ?	هل يأثر الألم في الحياة اليومية؟
À quelle fréquence avez-vous des douleurs ?	كم مرة تعاني من الألم؟
À combien évaluerez vous l'intensité de votre douleur sur une échelle de zéro à dix, zéro signifiant aucune douleur ?	ما مدى قوة الألم على نطاق من صفر إلى عشرة، إذا الصفر يعني عدم وجود الألم؟
La douleur dépend t'elle du moment de la journée ou du climat ?	هل الألم يحدث في وقت معين من اليوم؟
Qu'est-ce qui a déclenché la douleur ?	ما هو المسبب للألم؟
Quand la douleur est-elle apparu ?	منذ متى؟

À quel point la douleur est-elle forte ?	ما مدى قوته؟
Pouvez-vous décrire la douleur que vous ressentez ?	كيف يمكن للألم يشعر وكأنه؟
La douleur est-elle constante ou brève?	هلالألم ثابت أم قصيرة؟
La douleur s'est-elle déplacée ou a t'elle changé récemment ?	هل تحرك الألم أو تغير مؤخرًا؟
La douleur irradie-t-elle dans d'autres zones du corps ?	هل الألم يشع إلى مناطق أخرى من الجسم؟
Avez-vous subi un traumatisme ou un choc violent ?	هل كانت هناك صدمة أو أثر عنيف؟
Avez-vous déjà été opéré ?	هل سبق أن أجريت عملية جراحية؟
Avez-vous de la fièvre ?	هل تعاني من الحمى؟
Avez-vous des vomissements ou des nausées ?	هل تعاني ما القيء أو الغثيان؟
Toussez-vous ?	هل تعاني من السعال؟
Avez-vous des changements sur la peau ?	هل تعاني من تغيرات في الجلد؟
Quand avez-vous mangé pour la dernière fois ?	متى أكلت؟
Quelle quantité avez-vous mangé ?	ما الكمية التي اكلتها؟
Qu'avez-vous mangé ?	ماذا اكلت؟
Quand avez-vous digéré pour la dernière fois ?	متى كانت آخر مرة تحدث فيها حركة الأمعاء؟
Avez-vous eu la diarrhée ?	هل كان لديك الإسهال؟
Comment étaient la couleur et l'odeur de vos selles ?	كيف كان اللون والرائحة؟
Quand avez-vous uriné pour la dernière fois ?	متى تبولت آخر مرة؟
Avez-vous des douleurs quand vous urinez ?	هل تشعر بالألم عند التبول؟

Quelles sont la couleur et l'odeur de l'urine ?	ما لون ورائحة البول؟
Avez-vous actuellement vos règles ?	هل أنت حاليا في فترة الطمث الخاص بك؟
Avez-vous des allergies ou des intolérances ?	هل تعاني من أي حساسية أو عدم تحمل؟
Avez-vous d'autres maladies ?	هل تعاني من أي أمراض أخرى؟
Prenez-vous des médicaments ?	هل تتناول أي أدوية؟
Avez-vous pris des médicaments aujourd'hui ?	هل تم تناول الدواء اليوم؟
Avez-vous des douleurs dans cette zone du corps ?	هل لديك ألم في هذه المنطقة من الجسم؟

Histoire sociale | **التاريخ الاجتماعي**

Quel est votre nom ?	ما اسمك؟
Quel âge avez-vous ?	كم عمرك؟
Quel est votre sexe ?	ما هو جنسك؟
Quel est votre état civil ?	ما هو وضعك العائلي؟
Avec qui vivez-vous ?	مع من تعيش ؟
Quel est votre plus haut niveau d'étude ?	ما هو أعلى مستوى من التعليم؟
Quelle est votre profession ?	ما هي مهنتك المستفادة؟
Que faites-vous dans la vie ?	ماذا تعمل؟
Où travaillez-vous ?	أين تعمل؟
Combien d'heures travaillez-vous par semaine ?	كم ساعة تعمل اسبوعيا؟
Depuis quand ne pouvez-vous plus travailler ?	منذ متى لا يمكنك العمل؟
Pourquoi ne pouvez-vous pas travailler?	لماذا لا تعمل؟
Êtes-vous à la retraite ?	هل أنت متقاعد؟

Avez-vous assez d'argent pour vivre ?	هل لديك مال كافٍ؟
Êtes-vous actuellement malade ?	هل أنت مريض حاليا؟
Pratiquez-vous une activité physique régulière ?	هل تمارس الرياضة؟
Quel sport pratiquez-vous ?	ما الرياضة التي تمارسها؟
Quels sont vos loisirs ?	ما هي هواياتك؟
Examen clinique	**الفحص البدني**
Entrez.	ادخل.
Je veux vous examiner.	أريد أن أفحصك.
Je vais vous faire une injection intraveineuse.	سأعطيك إبرة في الوريد.
Allongez-vous s'il vous plaît.	يرجى الاستلقاء.
Levez-vous.	رجاء قف.
Ouvrez la bouche s'il vous plaît.	الرجاء فتح فمك.
Déshabillez-vous s'il vous plaît.	الرجاء خلع ملابسك
Détendez-vous.	استرخ.
Respirez profondément.	تنفس بعمق.
Retenez votre souffle s'il vous plaît.	يرجى حبس النفس.
Toussez fort.	السعال بقوة.
Faites ce mouvement s'il vous plaît.	يرجى القيام بالحركة التالية.
Suivez mon doigt s'il vous plaît.	يرجى النظر إلى إصبعي.
Montrez-moi où vous avez mal.	أرجو أن تريني جزء من جسمك.
Fermez les yeux s'il vous plaît.	يرجى أن تغمض عينيك.
Je vais prendre votre pouls.	وأود أن أخذ النبض.

Je vais mesurer votre pression artérielle.	أريد قياس ضغط الدم.
Je vais prendre votre température.	أريد قياس درجة الحرارة.
Tirez la langue.	مد لسانك.
Poussez contre ma main.	ادفع ضد يدي.
Appuyez sur ma main.	اضغط على يدي.
Bonne nuit.	تصبح على خير.

A PROPOS DE L'AUTEUR

Vincent Landré est né le 17.09.1994 à Waren an der Müritz. Il a obtenu son baccalauréat en Basse-Saxe et a ensuite commencé à étudier la médecine à l'Université de Ruprecht-Karls à Heidelberg en 2014. Ses intérêts professionnels portent sur la chirurgie, les urgences médicales et la communication.